CONTENTS

CAPITOLO 1. APPARATO DIGERENTE - ANATOMIA   4

CAPITOLO 2. APPARATO DIGERENTE - FISIOLOGIA   35

CAPITOLO 3. CENNI SUI NUTRIENTI. COMPOSIZIONE DEGLI ALIMENTI   50

CAPITOLO 4. PSICOBIOLOGIA DEI COMPORTAMENTI ALIMENTARI   55

GABRIELE BURACCHI

Corso di Anatomia e Fisiologia Umana

terzo volume

A cura del Dr. Gabriele Buracchi
Nutrizionista e Psicologo

GABRIELE BURACCHI

CAPITOLO 1. APPARATO DIGERENTE - ANATOMIA

ANATOMIA

L'apparato digerente è formato da organi cavi che, nel loro insieme, presiedono all'introduzione degli alimenti, alla loro successiva digestione, all'assorbimento delle sostanze nutritive che contengono e all'eliminazione di quelle inutili o presenti in eccesso.
Le principali funzioni dell'apparato digerente sono pertanto quattro:

ingestione
digestione
assorbimento
defecazione

Sintetizzando: **l'apparato digerente è un lungo tubo aperto alle due estremità.**

Quella *orale* da cui inizia e quella *anale* con cui termina.

Questo canale è costituito da una serie di organi cavi e da importantissime ghiandole annesse.
Inizia quindi con la bocca e continua con la faringe,

l'esofago, lo stomaco, l'intestino tenue, l'intestino crasso (cieco, colon, retto) e termina con l'ano.

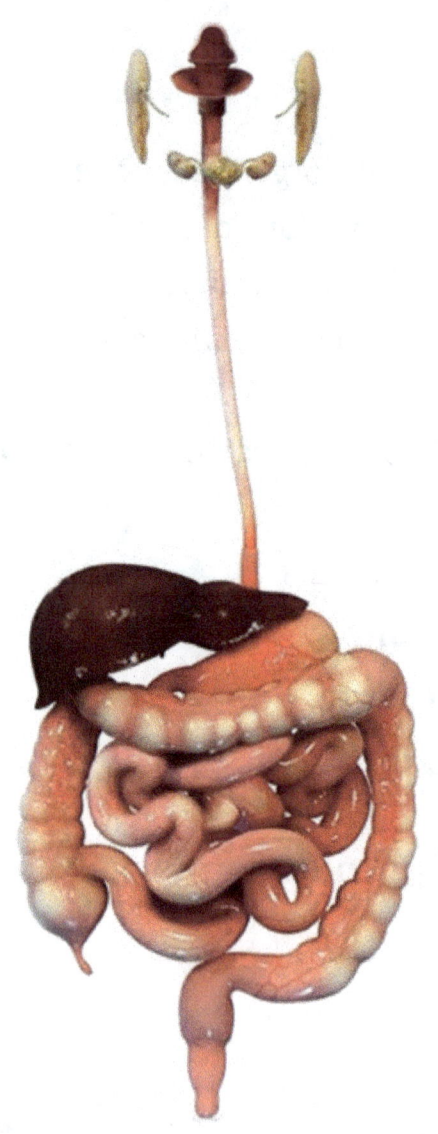

Lungo il suo percorso, inoltre, si trovano le ghiandole salivari, il fegato con la cistifellea ed il pancreas.

Il cibo entra in bocca e transita fino all'ano attraverso gli organi cavi.

Fegato, pancreas e colecisti completano il sistema digerente perchè producono e immettono succhi essenziali alla digestione.

Non dobbiamo dimenticare la flora intestinale (*microbioma*), costituita dai batteri del tratto gastrointestinale.

Questa flora è fondamentale nella digestione, processo in cui hanno ruolo fondamentale anche parti dei sistemi nervoso e circolatorio.

La combinazione di nervi, ormoni, batteri, sangue e organi del sistema digerente porta a termine la complessa attività di digerire alimenti e liquidi consumati giornalmente.

In questa prima parte ci occuperemo degli organi.

BOCCA

Lingua, denti e saliva lavorano assieme per iniziare la digestione e la deglutizione.
I denti triturano il cibo aumentando la superficie su cui agiscono gli enzimi digestivi.

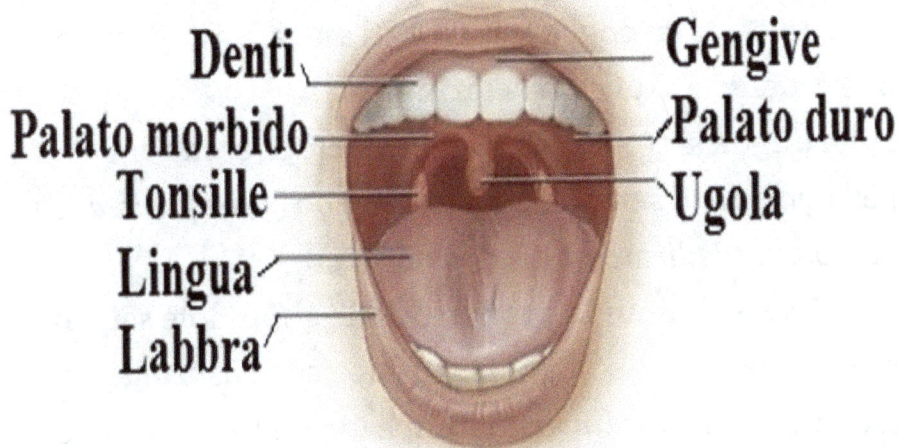

La saliva ammorbidisce il cibo in modo che la lingua possa formare il **BOLO** da deglutire.

Possiamo distinguere anteriormente il **vestibolo**, delimitato posteriormente dalle arcate dentali, e

anteriormente dalle labbra.
Troviamo poi la cavità orale vera e propria con inferiormente il solco sottolinguale, la quale a bocca chiusa è occupata interamente dalla lingua.
L'orofaringe, detta anche istmo delle fauci, è individuata anteriormente da un piano passante lungo il margine posteriore del muscolo palato-faringeo.
Le funzioni della bocca sono numerose, avendo essa un ruolo nella fonazione e nella comunicazione, nella masticazione e digestione, nella respirazione, nella difesa immunitaria.
Fondamentale la lingua, un muscolo molto mobile, che serve per raccogliere il cibo ed aiutare a spingerlo nell'esofago attraverso la faringe.
Sulla lingua si trovano le papille gustative, che ci permettono di sentire il gusto del cibo (*se ne parla anche nel volume dedicato al sistema nervoso*).
La **saliva** è un liquido prodotto dalle ghiandole salivari che contiene una soluzione antibiotica, il *lisozima*, ed enzimi tipo la *ptialina* che rompe le molecole d'amido e le trasforma in zuccheri semplici.
In effetti la digestione dei carboidrati inizia proprio qui.
I denti sono gli organi della masticazione, essi infatti triturano il cibo, e con l'aiuto della lingua e della saliva lo si riduce in piccolissimi frammenti.

GHIANDOLE SALIVARI

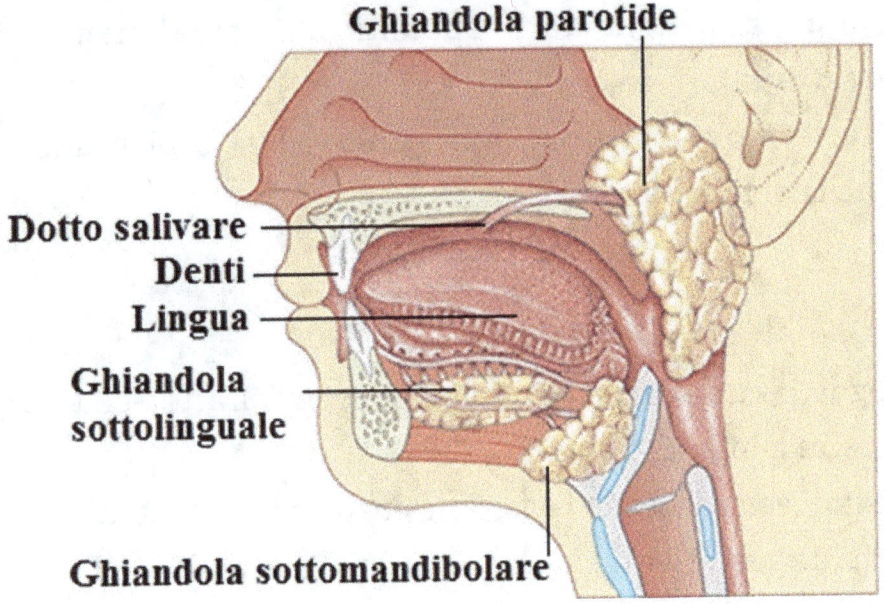

Tre paia di ghiandole producono la saliva che coopera nel senso del gusto, nella masticazione e deglutizione.

La **saliva** è un liquido iposmotico secreto costituita prevalentemente da acqua (99%), mentre soltanto l'1% è rappresentato da sostanze inorganiche ed organiche.
Fra le sostanze inorganiche, troviamo soprattutto sali minerali, in particolare cloruri e bicarbonati di sodio, potassio e calcio.
La frazione organica è invece rappresentata da enzimi (amilasi, mucina, lisozima) ed immunoglobuline.
La saliva trasforma gli alimenti in bolo (impasto

pressoché uniforme di cibo sminuzzato ed insalivato), proteggendo così faringe ed esofago da eventuali frammenti alimentari appuntiti o di dimensioni eccessive.

Tra le molte funzioni, quindi, la saliva svolge anche quella di **lubrificante**.

GUSTO

Il gusto è uno dei sensi e collabora con l'olfatto nella nostra alimentazione.

I suoi recettori sono le gemme gustative presenti nelle papille gustative della lingua, nel palato molle, nella faringe, nelle guance e nell'epiglottide.

Il senso del gusto dipende dalla percezione sinergica di cinque gusti fondamentali: amaro, aspro, dolce, salato e *umami* (in giapponese, saporito) associato al glutammato.

Alcune ricerche suggeriscono l'esistenza di un sesto e un settimo gusto fondamentali, associati al fritto e al grasso.

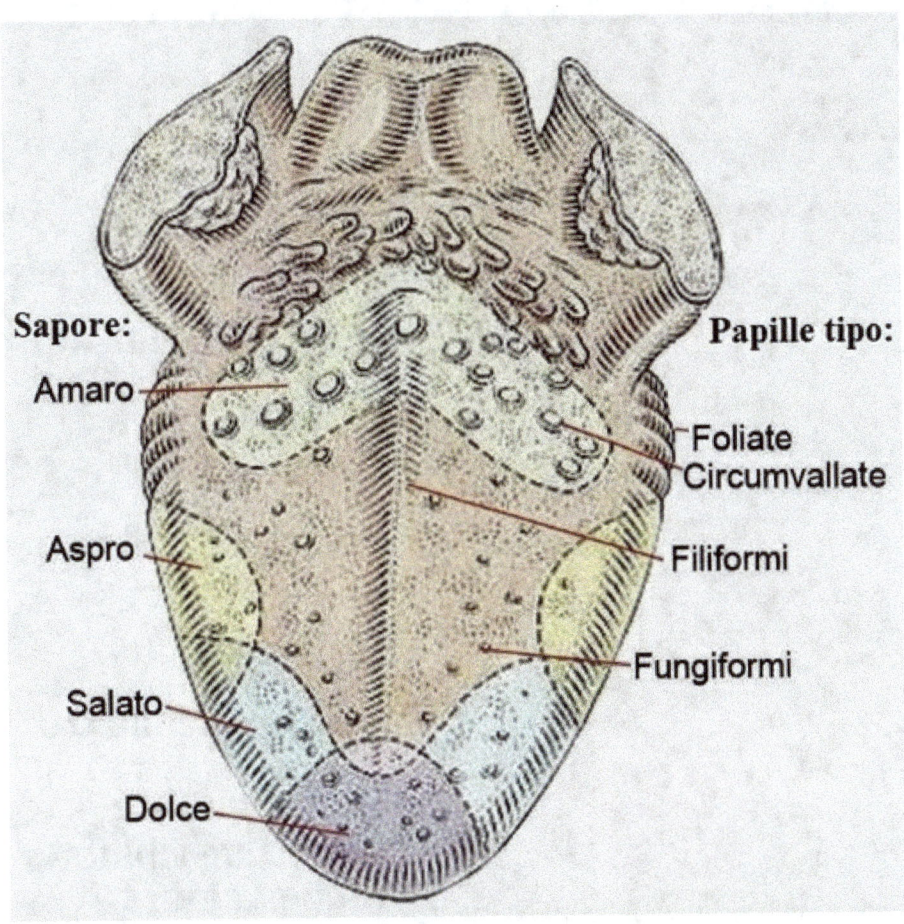

La deglutizione è il passaggio del bolo dalla bocca allo stomaco.
Il bolo è costituito dal cibo lacerato dalla masticazione, unito alle secrezioni salivari e compattato per azione della lingua.

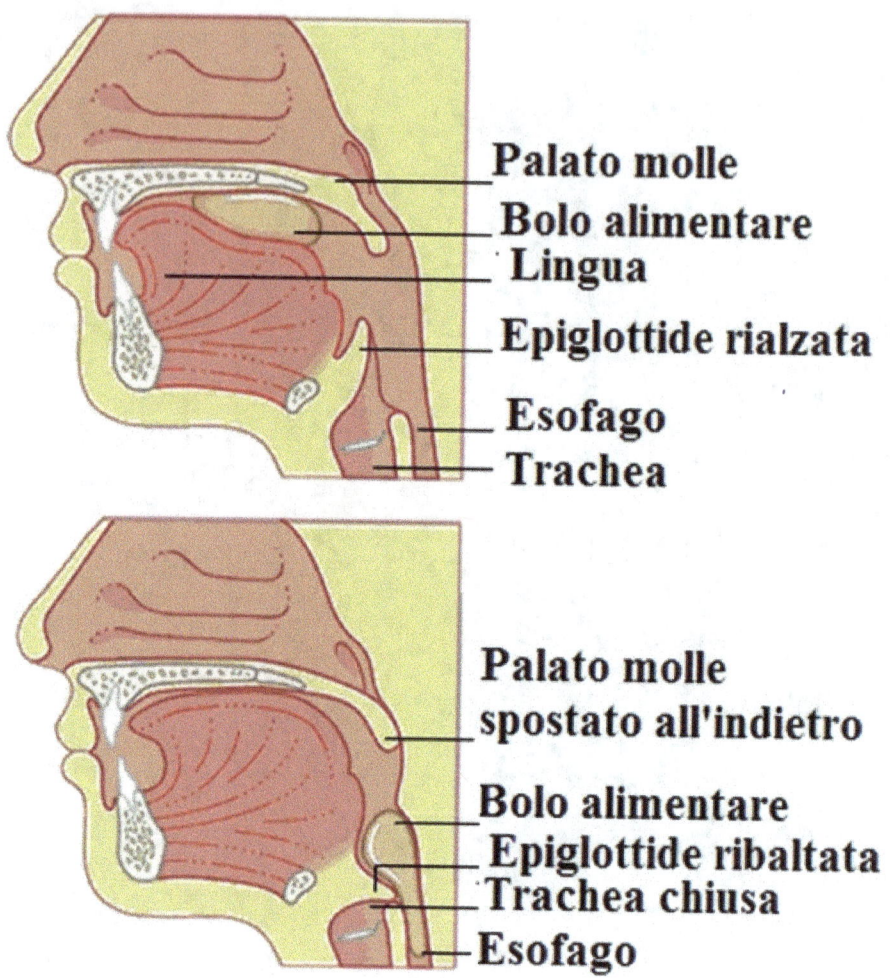

Palato molle
Bolo alimentare
Lingua
Epiglottide rialzata
Esofago
Trachea

Palato molle spostato all'indietro
Bolo alimentare
Epiglottide ribaltata
Trachea chiusa
Esofago

E' un evento complesso per la partecipazione di varie strutture anatomiche, come si vede nella figura.
La chiusura dell'epiglottide impedisce che il bolo vada a finire nelle vie respiratorie.
Se avviene, allora l'organismo reagisce con una tosse violenta
La deglutizione è un atto fisiologico che consente il passaggio del bolo alimentare e dei liquidi dalla cavità

orale allo stomaco.
Anche se lo compiamo automaticamente e senza accorgersene, tuttavia questa funzione è, in realtà, una delle più complicate compiute dal nostro corpo.
La deglutizione implica, infatti, una sequenza di azioni che devono avvenire in modo consecutivo e perfettamente coordinato di varie strutture anatomiche e viene controllata da più aree del sistema nervoso.

Comprende 3 fasi e precisamente:

Fase orale
- Il bolo si sposta dalla cavità orale nell'orofaringe
- Processo volontario

Fase faringea
- Il bolo si sposta dall'orofaringe nell'esofago
- Processo involontario

Fase esofagea
- Il bolo si muove attraverso l'esofago e nello stomaco
- Processo involontario

La deglutizione ha lo scopo di incanalare la saliva, i liquidi e gli alimenti ingeriti nell'**esofago** impedendo però che vadano a finire nelle cavità nasali o nella trachea.

ESOFAGO

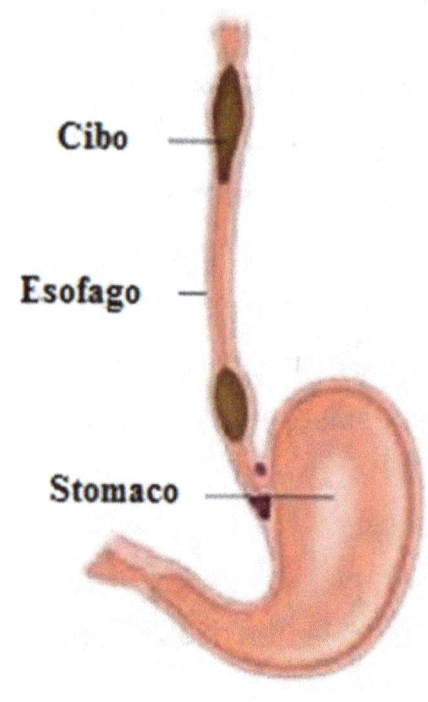

E' il tratto di canale alimentare che unisce la faringe con lo stomaco. Questo condotto muscolare si estende tra la C 6 e T 10 con una lunghezza complessiva di 23-26 centimetri.
Il suo spessore, nel punto di maggior diametro, raggiunge i 25 - 30 millimetri, mentre in quello più stretto ne misura 19.
Nel suo percorso ha rapporti con numerose strutture anatomiche, tra cui la trachea, i lobi tiroidei ed il cuore, anteriormente, la colonna vertebrale posteriormente, ed il diaframma, che attraversa in corrispondenza di una piccola apertura.

L'esofago è un tubo di connessione a decorso quasi verticale simile ad una S allungata, che permette la discesa del cibo dalla bocca allo stomaco (trasporto anterogrado) e viceversa (via retrograda durante l'eruttazione ed il vomito).
Importante è anche l'attività lubrificante che permette

di mantenere umide le sue pareti interne, facilitando la discesa del cibo.

L'esofago, inoltre, grazie alla presenza di uno sfintere per estremità, si oppone all'entrata di aria nello stomaco durante la respirazione e alla risalita del contenuto gastrico nella cavità orale.

FARINGE ED ESOFAGO

Sono separati da un anello muscolare, chiamato *sfintere esofageo superiore*.

A riposo la muscolatura che lo costituisce è contratta e lo sfintere è chiuso.

Durante la deglutizione, segnali provenienti dal sistema nervoso centrale lo fanno rilasciare in risposta a stimoli meccanici e chimici provenienti dalla cavità orale.

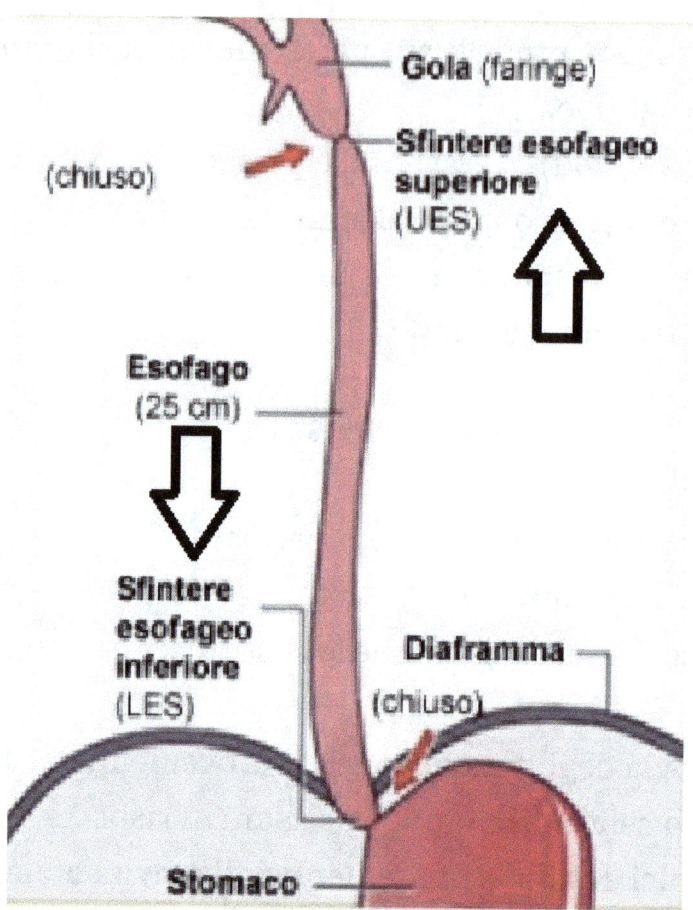

Quando il bolo è passato completamente attraverso questo sfintere, il palato molle torna nella posizione di riposo, la glottide si apre e lo **sfintere esofageo superiore** si chiude.

L'esofago è un tubo che ha lo scopo di trasferire il bolo dalla faringe allo stomaco. Esofago e stomaco sono separati dallo **sfintere esofageo inferiore**, detto anche **Cardias.**

LO STOMACO

Lo stomaco è lungo circa 25 cm e viene suddiviso anatomicamente nelle seguenti parti:
il **Fondo**, cioè la convessità rivolta in alto verso il diaframma ed il **Cardias**, corrispondente alla giunzione esofago-gastrica
Segue il **Corpo**, la porzione maggiore dello stomaco, seguito dall' **Antro**, il restringimento del corpo e porzione finale dello stomaco.
Ultima parte è il **Piloro** che rappresenta il confine tra lo stomaco ed il duodeno.
Al termine del Piloro troviamo lo **sfintere pilorico**, la valvola di non ritorno che *separa ed unisce* lo Stomaco all' Intestino tenue.

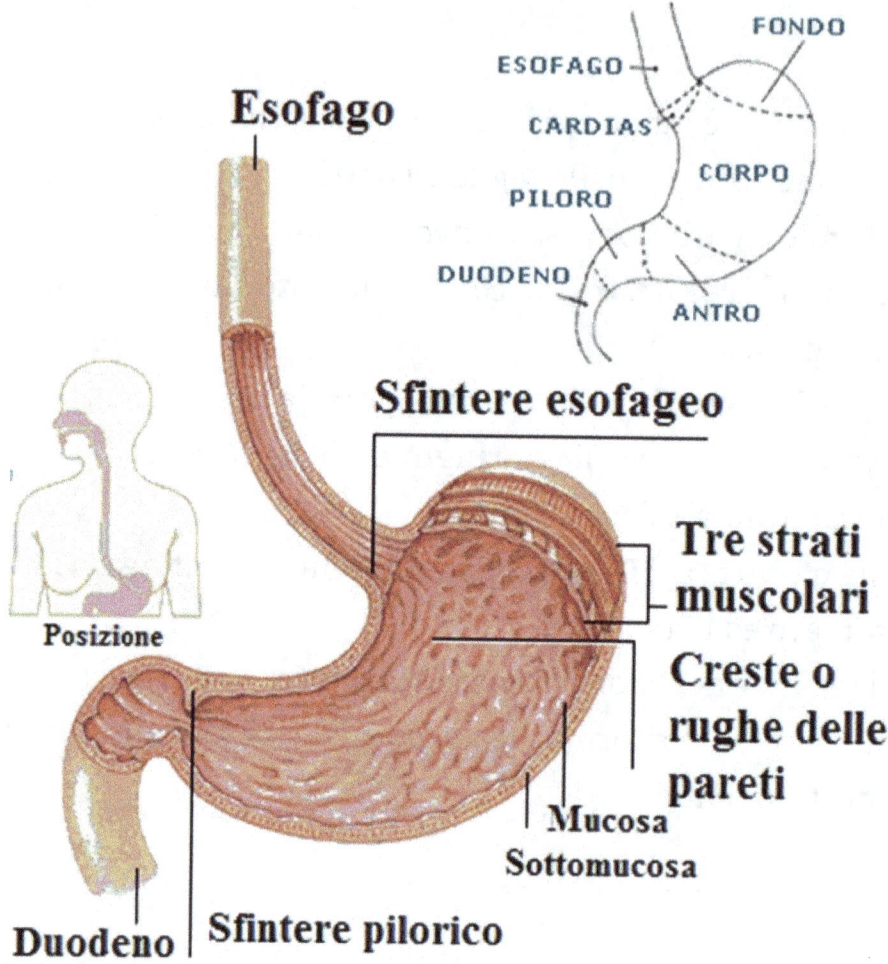

Lungo circa 25 cm,. lo stomaco, come anche gli altri organi addominali, è rivestito dal **peritoneo**, una struttura sierosa e fibrosa che ha la funzione di proteggerlo e di tenerlo adeso alla parete addominale ed agli organi a lui vicini.

Troviamo poi la parete gastrica, costituita da quattro strati fondamentali, partendo dall'esterno ed andando vero l'interno sono:

il rivestimento sieroso del peritoneo viscerale (quella porzione di peritoneo adesa all'organo);

lo strato muscolare, che ha tre strati concentrici di fibre **(dall'esterno verso l'interno: oblique, longitudinali e circolari)**;

la sottomucosa, ricca di piccoli vasi sanguigni e linfatici;

la muscularis mucosae, piccolo strato di tessuto muscolare che separa la mucosa dalla sottomucosa;

la mucosa, lo strato più interno dello stomaco, costituita da una grande varietà di cellule: *quelle mucipare,* a secrezione mucosa, *quelle parietali,* che producono acido cloridrico, *quelle principali,* che secernono pepsinogeno, e le *cellule G* che producono gastrina.

Lo stomaco svolge numerose ed importanti funzioni:

Serve da "contenitore" per gli alimenti provenienti dall'esofago, consentendo di ingerire quantità di cibo anche abbondanti.
Rimescola e fa progredire il bolo alimentare (cioè il nome che prende il cibo all'interno dello stomaco) misto al

succo gastrico verso il Duodeno.

Nello Stomaco inizia la digestione delle proteine e dei carboidrati, tramite il pepsinogeno e l'acido cloridrico secreti (anche se i carboidrati avevano iniziato nella bocca).
Ha funzione di assorbimento di alcune sostanze e svolge attività di secrezione endocrina.

IL DUODENO

Il Duodeno è la prima porzione dell'intestino tenue che va dal piloro (tratto conclusivo dello stomaco) allo sfintere ileocecale (tratto iniziale del colon), dividendosi in tre porzioni: **duodeno, digiuno ed ileo.**

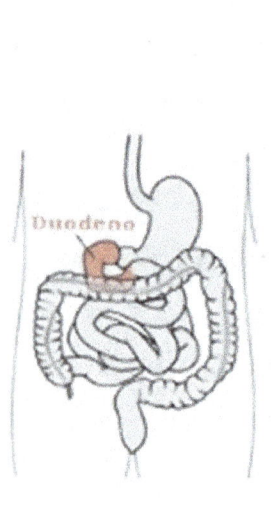
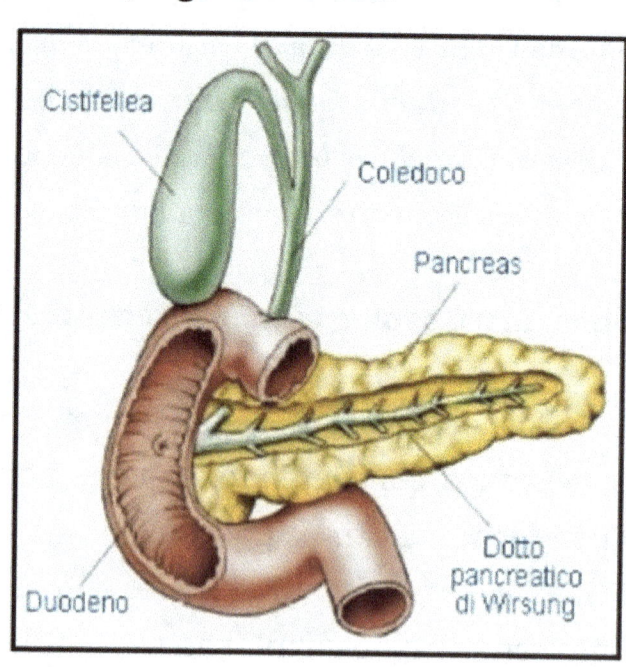

Lo sfintere pilorico, anello muscolare che permette il graduale passaggio del chimo (il nome del cibo nello stomaco) all'ambiente intestinale.

A valle del duodeno troviamo il **digiuno**, da cui si separa per mezzo della fessura duodeno-digiunale.

Il Duodeno è lungo 25-30 centimetri ed è il tratto più breve dell'intestino tenue, *ma il più importante dal punto di vista digestivo*.

E' anche piuttosto largo (calibro medio: 47 mm) e fisso, data la stretta aderenza con la parete addominale posteriore.

Ha forma di C, con la convessità a destra e la concavità, dove alloggia la testa del pancreas, situata sulla sinistra.

La superfice interna del Duodeno presenta le Valvole conniventi e lo sbocco comune dei due dotti Epatico e Pancreatico.

Il duodeno raccoglie il secreto di ghiandole come il fegato (**bile**), il pancreas (**succo pancreatico**), quelle del **Brunner** (ghiandole duodenali che secernono un muco alcalino) e quelle **intestinali** (succo enterico).

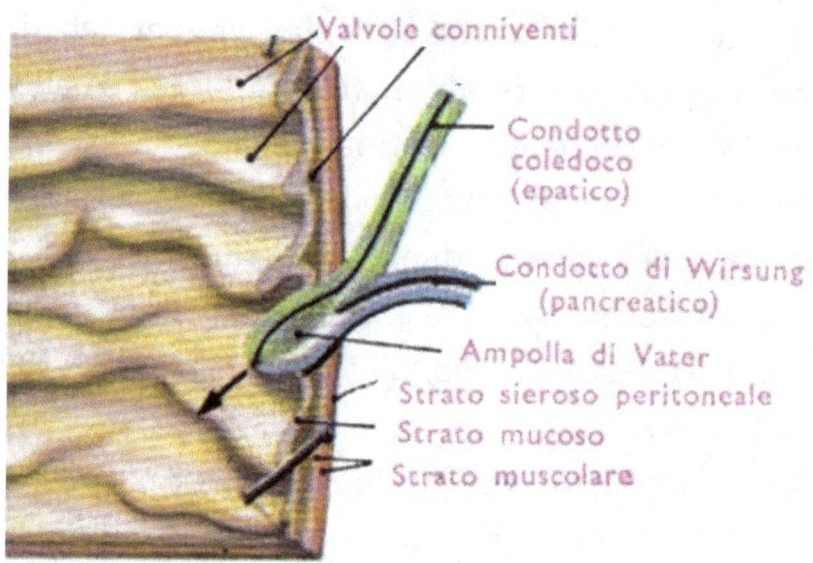

I tre tratti del Tenue: Duodeno, Digiuno e Ileo

Oltre alla funzione digestiva ed assorbente, il duodeno solge anche altre attività:

motoria: è sede di movimenti peristaltici atti a mescolare il materiale alimentare con i succhi digestivi, facendoli progredire lungo l'intestino.

endocrina: il duodeno secerne vari ormoni con azione endocrina e paracrina, come secretina, colecistochinina, gastrina, GIP, VIP, somatostatina ed altri ancora (tutti importanti per adeguare le funzioni digestive alla quantità e alla qualità del cibo contenuto nel tubo digerente, ma anche allo stato di salute dell'organismo).

immunitaria: il tessuto linfoide GALT presente nella mucosa del duodeno, costituisce la prima barriera contro eventuali patogeni.

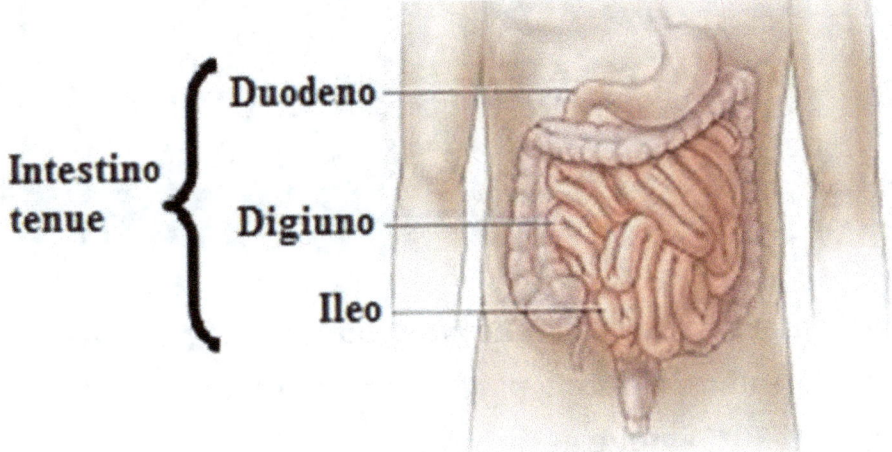

I succhi digestivi neutralizzano l'acidità del chimo gastrico e completano la digestione.

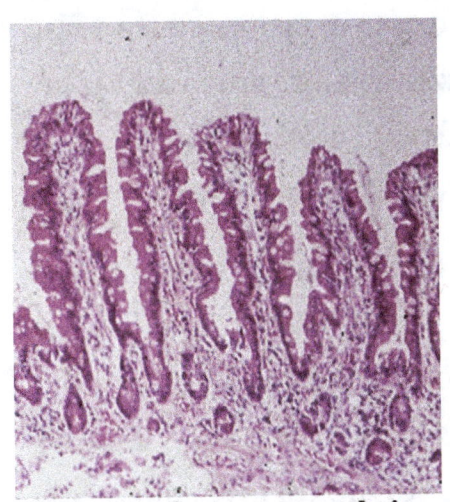

Villi con orletto a spazzola in sezione visti al microscopio

Nel duodeno, inoltre, compaiono i **villi**, caratteristici di tutto il tenue e deputati all'assorbimento dei nutrienti (grazie alle cellule dell'orletto a spazzola che li ricoprono qui visibili).

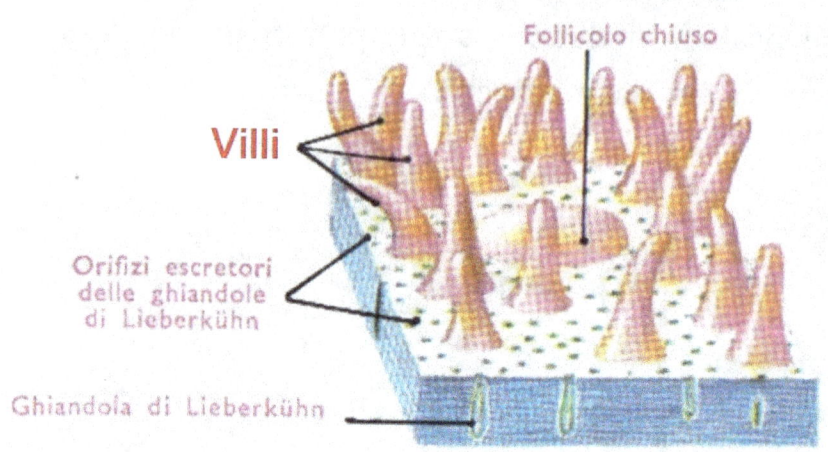

Nell'intestino tenue viene completata la digestione degli alimenti e buona parte dei princìpi nutritivi (circa il 90%) viene assorbita.

La superficie interna di questo tratto del tubo digerente è sollevata a formare pieghe, le quali a loro volta presentano numerose e sottili estroflessioni dette villi. Questa particolare conformazione anatomica ha lo scopo di aumentare la superficie di contatto, al fine di ottimizzare i processi digestivi e l'assorbimento.

Ogni villo è tappezzato da cellule la cui membrana, rivolta verso il lume interno, presenta delle sottili estroflessioni chiamate microvilli (orletto a spazzola). La conformazione di queste cellule, chiamate enterociti, ha lo scopo di aumentare ulteriormente la capacità digestiva ed assorbente dell'intestino.

Ogni singolo villo riceve un capillare arterioso ed origina un capillare venoso ed un **vaso chilifero**, capillare linfatico che assorbe i grassi nei villi intestinali dell'intestino tenue.

In realtà i **vasi chiliferi** non differiscono in nulla morfologicamente dai vasi linfatici degli altri organi, ma assumono una particolare denominazione per il loro contenuto, dato che non contengono solo semplice linfa, ma a questa è commisto il *chilo*.

Per l'aspetto lattescente del chilo si distinguono dai vasi linfatici degli altri organi, e sono visibili per quel loro carattere naturale, senza ricorrere alle iniezioni artificiali mecessarie a visualizzare i comuni vasi linfatici.

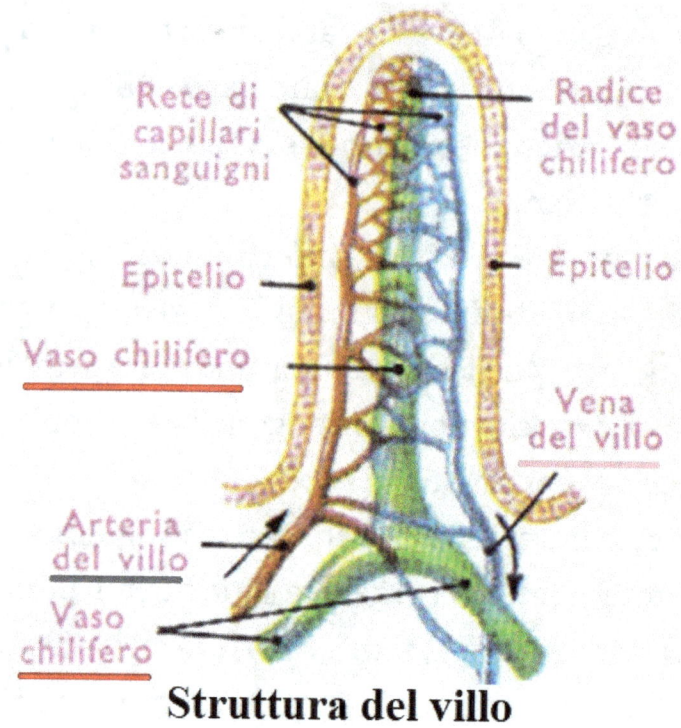

Struttura del villo

Alla base di ogni villo sono poi presenti delle piccole fossette chiamate cripte.
Così come i villi, anche le cripte sono tappezzate da cellule che però, a differenza di quelle che ricoprono la parte sporgente, sono ancora immature.
Alla base di ogni villo sono presenti delle piccole fossette chiamate cripte.
Così come i villi, anche le cripte sono tappezzate da cellule che però, a differenza di quelle che ricoprono la parte sporgente, sono ancora immature.

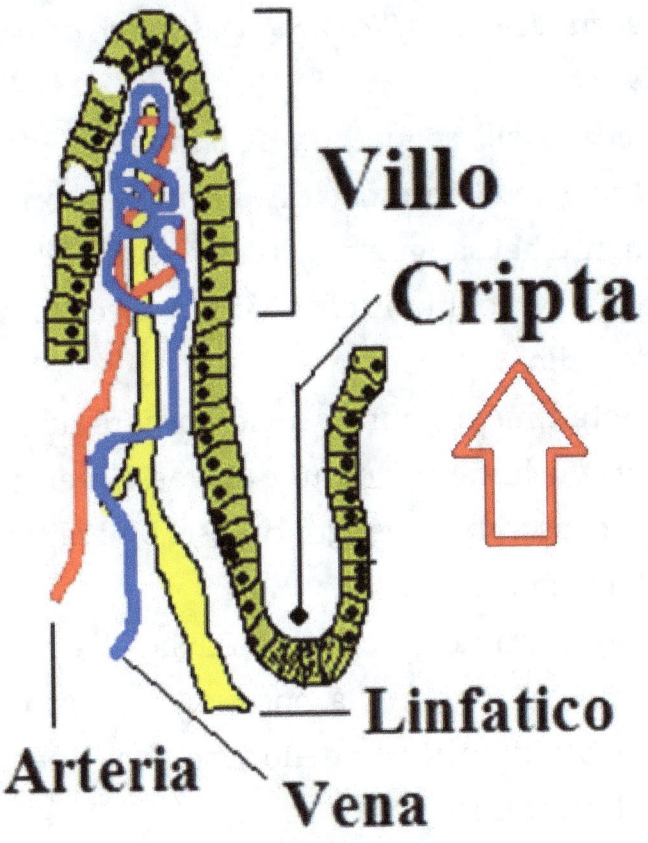

Il processo di rinnovamento della popolazione cellulare è continuo e gli enterociti sfaldati vengono prontamente rimpiazzati da nuove cellule che migrano dalle cripte. Mano a mano che risalgono dalla cripta verso la sommità, gli enterociti maturano, invecchiano e, raggiunto l'apice, si sfaldano.
Il peculiare fenomeno della migrazione cellulare fa sì che ogni tre-cinque giorni la popolazione enterocitaria venga completamente rimpiazzata da nuove cellule.
Lo scopo di questo rapido e continuo rinnovamento è quello

di mantenere elevata l'efficienza digestiva ed assorbente dell'intestino.

A differenza dell' acqua, dei sali minerali, dei glucidi (carboidrati) ed aminoacidi, i lipidi non entrano direttamente nel sangue ma, attraversando l'enterocita, entrano nel vaso linfatico a fondo cieco presente al centro del villo.

Alcune vitamine in virtù della loro natura lipidica, seguono la via linfatica comune ai grassi, mentre le altre, essendo idrosolubili, vengono assorbite direttamente dai capillari sanguigni.

Nell'intestino tenue si completata la digestione degli alimenti, iniziata già nella bocca per quanto riguarda l'amido (carboidrati) e nello stomaco per quanto riguarda le proteine.

Nel cadavere il tenue è lungo quasi sette metri ma nel vivente appare molto più corto, fatto dovuto alla muscolatura che lo avvolge, la quale, contraendosi e rilassandosi ritmicamente, rimescola il contenuto intestinale e lo spinge in direzione dell l'intestino crasso.

VALVOLA ILEOCECALE

La valvola ileocecale segna il passaggio dell'ultimo tratto del tenue nel colon o intestino crasso, specificatamente nella sua prima parte, il cieco.

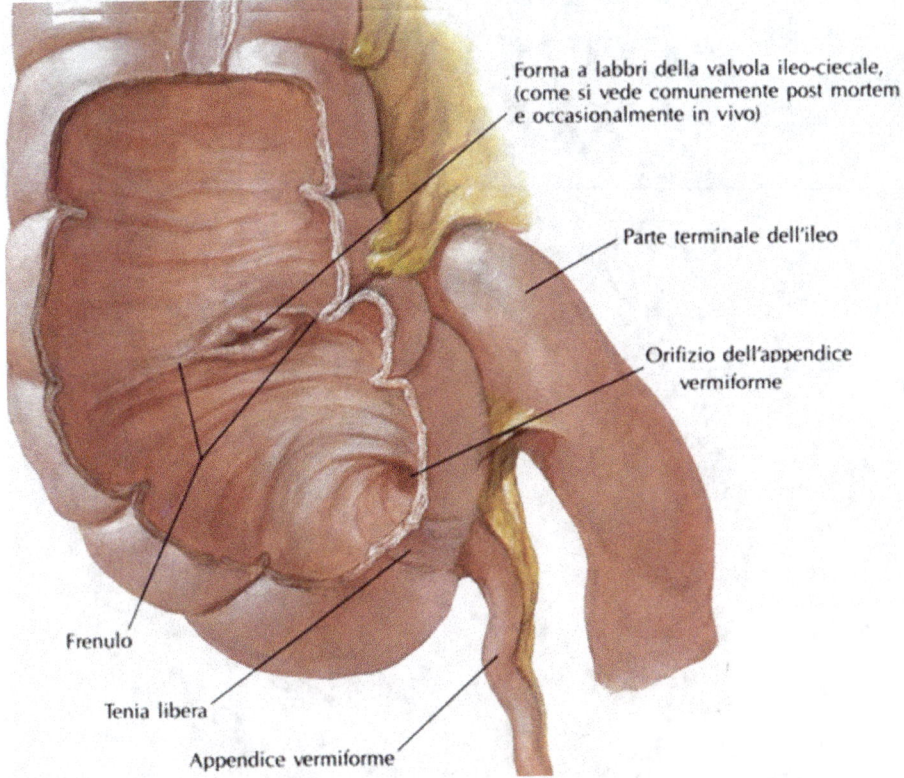

Questa valvola è formata da due spesse pieghe, labbro superiore e labbro inferiore che sporgono nel cieco e, con il loro margine libero, delimitano una fessura orizzontale, l'**orifizio ileocecale**.
Il labbro superiore, semilunare, è orientato come una lamina trasversale.
Il labbro inferiore, più ampio, ha forma semiellittica e orientamento obliquo, quasi prossimo al piano verticale.

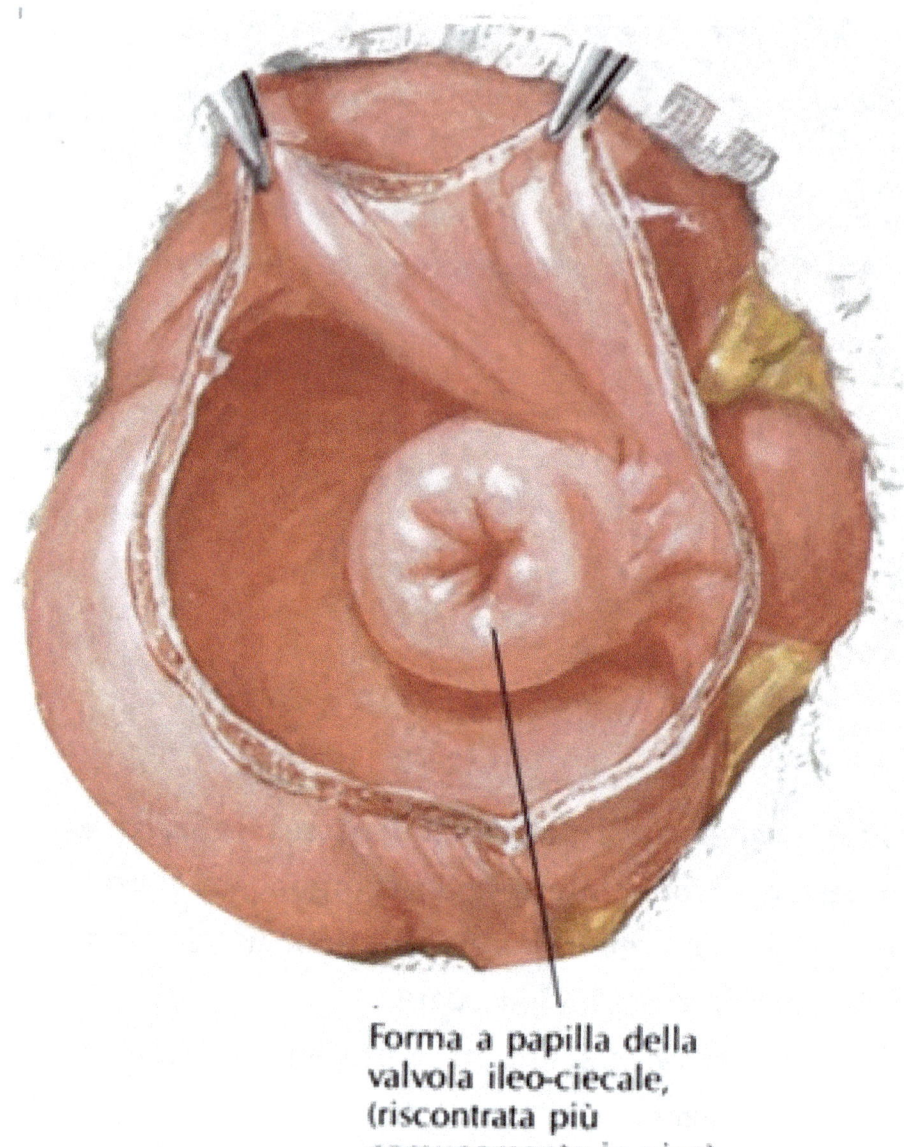

Forma a papilla della valvola ileo-ciecale, (riscontrata più comunemente in vivo)

In corrispondenza delle estremità anteriore e posteriore dell'orifizio ileocecale, i labbri si riuniscono per formare le commessure della valvola che proseguono in avanti e in dietro in due lamine, denominate frenuli.

I solchi esterni che separano il cieco dal colon ascendente corrispondono al margine aderente dei frenuli.

Date le caratteristiche della sua costituzione, la valvola ileocecale consente il libero afflusso del contenuto intestinale dall'ileo al cieco e impedisce il reflusso.

La sua tenuta non è peraltro perfetta; la valvola è insufficiente specie nel bambino.

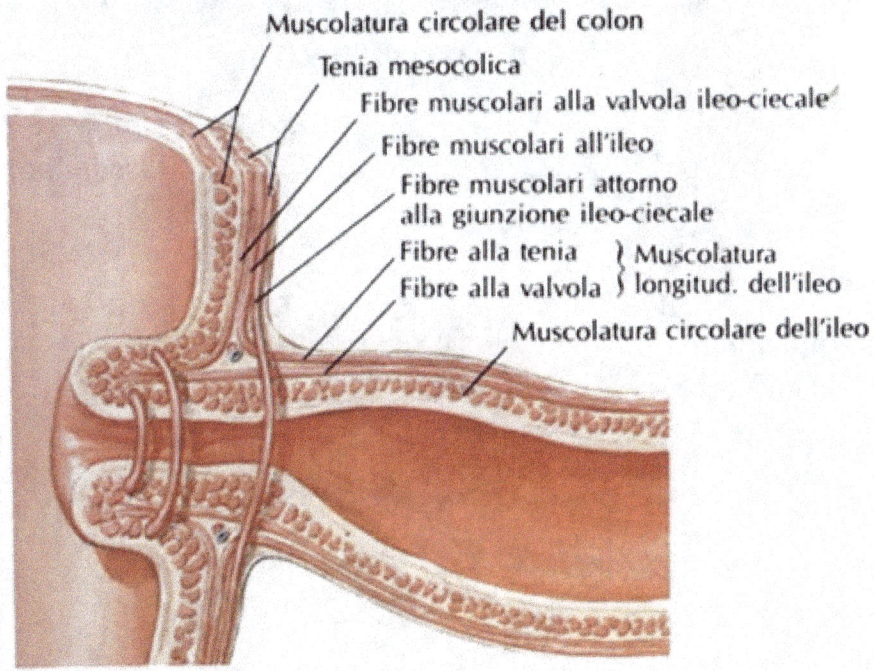

Questa valvola consente quindi il passaggio degli alimenti in corso di trasformazione dall'ultimo tratto del tenue al primo tratto del colon.

Il colon è un organo cavo lungo circa un metro e mezzo. Inizia a livello della valvola ileo-cecale, tratto terminale dell'intestino tenue, e termina con il retto e l'ano. Formato da diverse parti: **cieco, colon ascendente, colon trasverso, colon discendente, sigma e retto.**

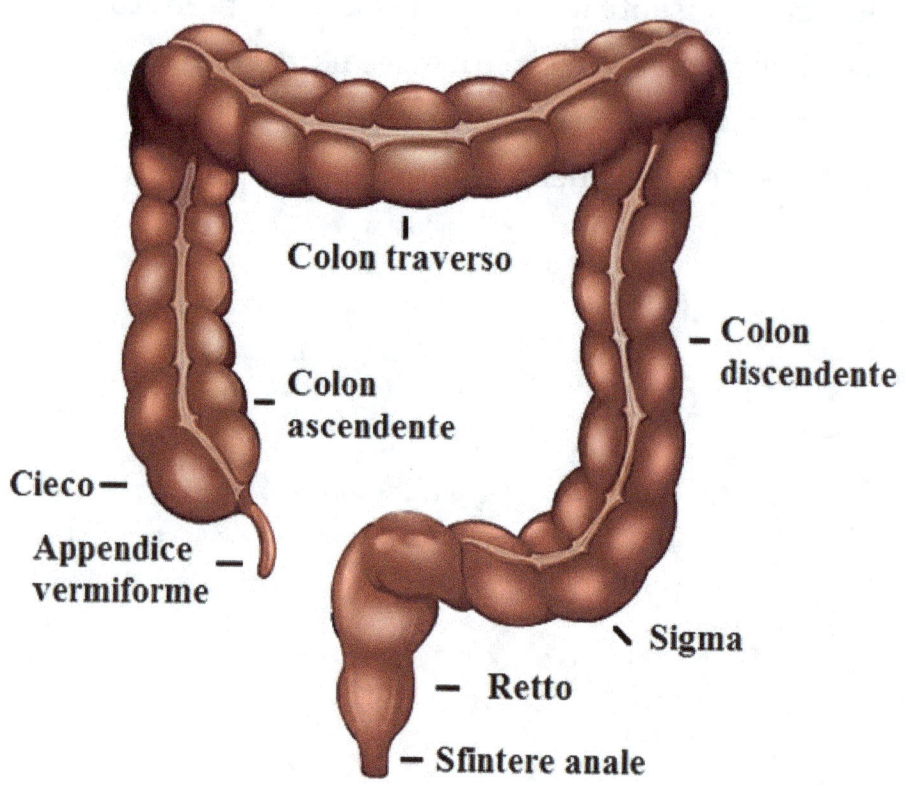

Una funzione basilare del colon è l'assorbimento di acqua ed elettroliti (sali).

Si calcola che il volume di liquido che dal tratto terminale dell'intestino tenue (ileo) si riversa nel colon ascendente è di 800-1800 ml al giorno, di cui solo da 40 a

400 ml vengono emessi con le feci.

Il colon ha una attività secretrice rappresentata principalmente dalla produzione di muco ed immunoglobuline (anticorpi), che esplicherebbero rispettivamente un ruolo lubrificante ed una azione protettiva dal punto di vista immunitario su tutta la mucosa del grosso intestino.

La funzione principale rimane comunque il far progredire il suo contenuto grazie a due tipi di contrazioni: quelle *segmentarie*, che si manifestano come movimenti anulari, costanti, capaci di provocare la frammentazione del contenuto del colon, e quelle *propulsive* (peristaltiche), che compaiono ad intermittenza, spesso come un riflesso, per lo più dopo ingestione di cibo, finalizzate all'avanzamento del materiale precedentemente frammentato.

Di questo argomento si parla successivamente più in dettaglio.

L'arrivo delle feci nel retto ne distende le pareti e questo, determina l'inizio del riflesso alla defecazione, con il conseguente passaggio delle feci nel canale anale e la loro eliminazione con l'evacuazione, tramite il controllo volontario della defecazione tramite lo sfintere anale.

La parete del colon è formata, dall'interno all'esterno, da 4 strati:

1) **Mucosa**
2) **Sottomucosa**
3) **Muscolare**
4) **Sierosa**

1) La **mucosa**, formata essenzialmente da due tipi di cellule:

epiteliali, di forma cilindrica, che hanno la funzione di riassorbire acqua e Sali.

Presentano, sulla loro superficie esterna, quella che guarda verso il lume (il canale attraverso cui passano nutrienti e le feci), una serie di invaginazioni, dette Cripte, che hanno lo scopo di aumentare la superfici assorbente.

caliciformi mucipare, che hanno la funzione di secernere una sostanza mucosa e viscida nel lume, così da lubrificare lo stesso e facilitare il transito delle feci.

2) La **sottomucosa** è immediatamente sotto la mucosa ed è molto ricca di strutture vascolari, linfatiche e di fibre nervose che regolano la peristalsi (movimenti intestinali propulsivi che favoriscono la progressione
delle feci verso il retto).

3) La **muscolare** è formata da due strati di muscolatura uno più interno, ad andamento trasversale, ed uno più esterno, ad andamento longitudinale. Conferiscono al Colon un caratteristico aspetto sacculato.

4) La **sierosa**, chiamata anche peritoneo, costituisce in vece un rivestimento esterno globale di tutto il colon ed anche di tutti gli altri organi e visceri addominali.

CAPITOLO 2. APPARATO DIGERENTE - FISIOLOGIA

La digestione e l'assimilazione completa degli alimenti prevede molte tappe.

Inizia nella bocca con la masticazione e con l'impastamento del cibo con la Saliva prodotta dalle apposite Ghiandole e prosegue con la deglutizione del Bolo Alimentare che, tramite l'Esofago, arriva allo Stomaco dove subisce il processo di Chimificazione.

Da qui passa nell'Intestino Tenue dove viene assorbita la maggior parte dei nutrienti e quindi nel Colon dove vengono preparate le feci che verranno espulse tramite il Retto.

La saliva è prodotta da queste ghiandole: il 60% dalle ghiandole sottomandibolari, il 30% dalle ghiandole parotidi ed il 5% dalle sublinguali.

Esistono inoltre ghiandole salivari minori (5%).

Il liquido secreto dalle ghiandole salivari non ha sempre le medesime caratteristiche:

le parotidi secernano saliva più fluida e ricca di ptialina;

le sottomandibolari secernono saliva mista, mentre le sublinguali producono un liquido viscoso, perché ricco di mucina.

La Ptialina inizia a digerire l'amido cotto

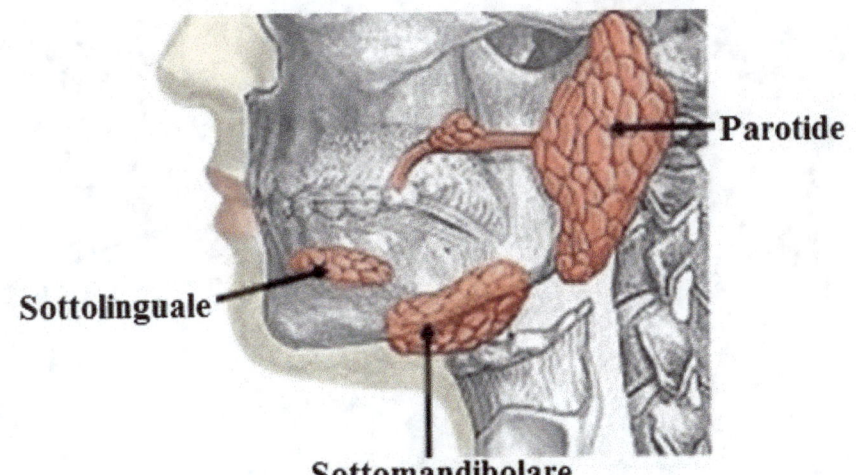

FEGATO

È l'organo più complesso del corpo umano, in quanto a quantità e varietà delle funzioni.
Si tratta di una ghiandola, ed anche dell'organo più grande contenuto nel nostro corpo.
È collocato al di sotto del diaframma, tra quest'ultimo, il colon trasverso e lo stomaco.
Ha una forma vagamente triangolare con angoli smussati e la parte più voluminosa si estende internamente lungo il fianco destro.
Produce la *bile* che serve per emulsionare i grassi e rendere quindi possibile il loro assorbimento da parte dell'intestino.
La Bile è temporaneamente immagazzinata nella **cistifellea**.

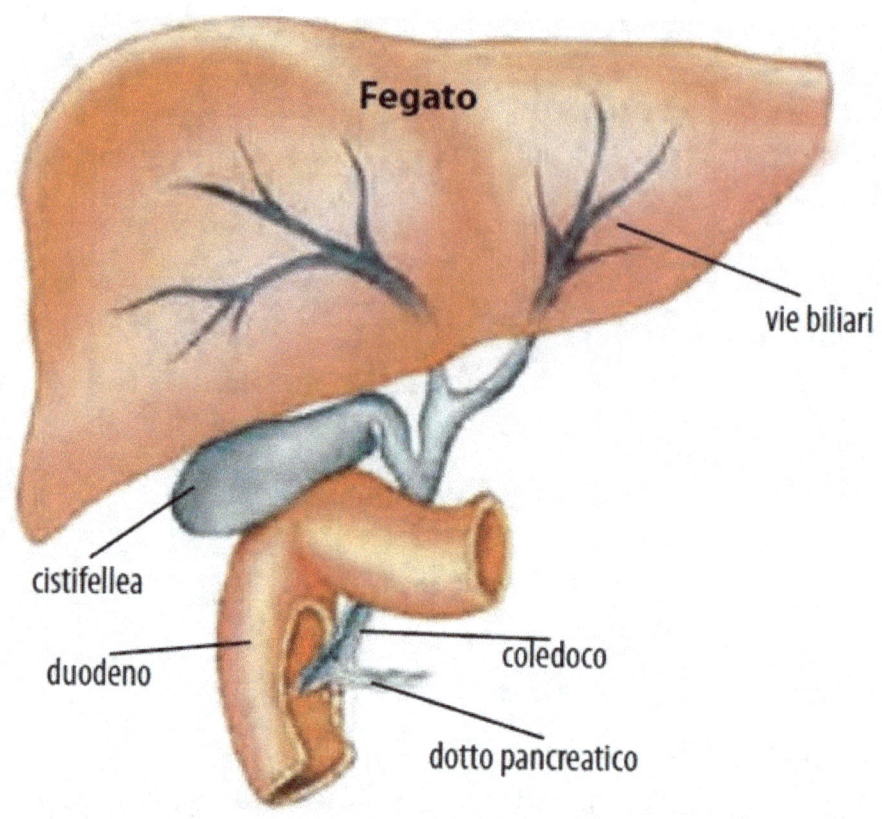

Il fegato è responsabile della *gluconeogenesi*, ovvero la formazione del **glucosio** indispensabile per nutrire le cellule del corpo umano.

La **gluconeogenesi** è il processo di sintesi del glucosio a partire da precursori non glucidici:

acido lattico: prodotto dalla glicolisi anaerobica

aminoacidi: derivanti dall'alimentazione o dalla degradazione delle proteine strutturali

glicerolo: ottenuto dall'idrolisi dei trigliceridi

La **gluconeogenesi** è fondamentale per garantire un adeguato apporto di glucosio ai tessuti insulinoindipendenti (cervello, globuli rossi e muscoli durante l'esercizio fisico intenso).

Questo processo, che si svolge in molti tessuti ma in particolare nel fegato, diventa fondamentale durante il digiuno, quando le riserve glucidiche dell'organismo sono esaurite.

Il fegato è anche responsabile della sintesi del *colesterolo*, sostanza che spesso viene comunemente definita cattiva ma che in realtà, nelle quantità prodotte da un fegato sano, è essenziale per la vita delle cellule del corpo.

È responsabile della sintesi dei *trigliceridi*, fondamentale fonte di energia per la vita cellulare.

Produce fattori di coagulazione come il *fibrinogeno* e la *trombina*.

Funziona quale deposito di emergenza per la *vitamina B12*, il *ferro* e il *rame*.

Oltre a costruire o trasformare, il fegato distrugge le sostanze che non servono più, una volta che queste hanno esaurito la loro funzione e sono state rimpiazzate da altre, più attive: tra queste citiamo l'*Emoglobina* e l'*Ammoniaca*, che viene trasformata in *Urea*, sostanza più tollerabile per l'organismo.

Il fegato demolisce e cattura le sostanze tossiche che il nostro corpo può assumere più o meno accidentalmente.

Questa azione di metabolizzazione delle sostanze chimiche viene sfruttata farmacologicamente per introdurre nel nostro corpo i farmaci che cosi possono liberare i propri principi attivi anche grazie all'azione del fegato.

Un'altra funzione curiosa e fondamentale del fegato consiste, nei primi tre mesi di gravidanza, a produrre i globuli rossi nel feto, in attesa che il midollo osseo si sviluppi compiutamente.

Queste sono solo alcune delle funzioni del fegato, probabilmente le più importanti, ma sicuramente non le uniche.

PANCREAS

Viene suddiviso in tre porzioni: testa, corpo e coda del pancreas.

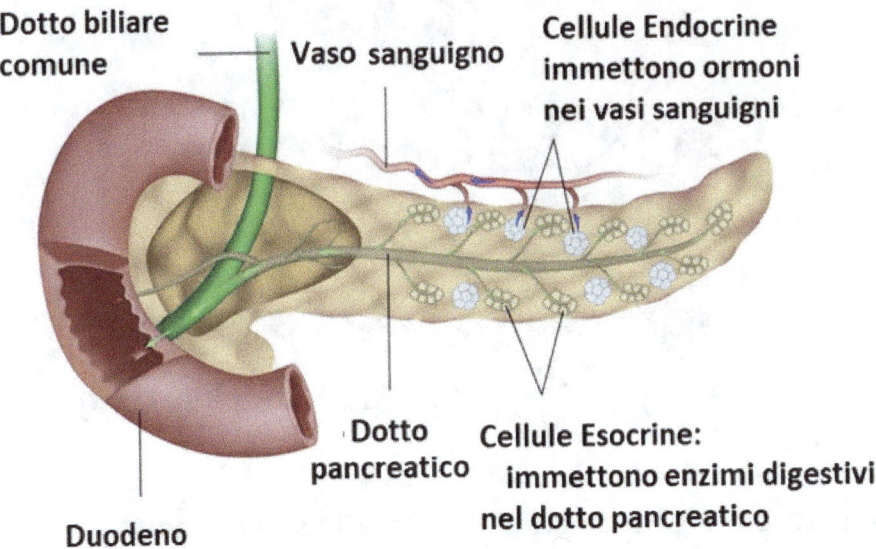

La testa è la sua parte più grossa e spessa e prende contatto con l'ansa duodenale.
Il corpo, leggermente obliquo dal basso verso l'alto è il segmento intermedio disposto frontalmente rispetto all'aorta e alla vena cava.
La coda del pancreas prende rapporto con l'ilo della milza e rappresenta il tratto assottigliato con cui termina quest'organo ghiandolare.

Fisiologia del pancreas

Il Pancreas è dotato di una duplice funzione, **endocrina** da un lato ed **esocrina** dall'altro.

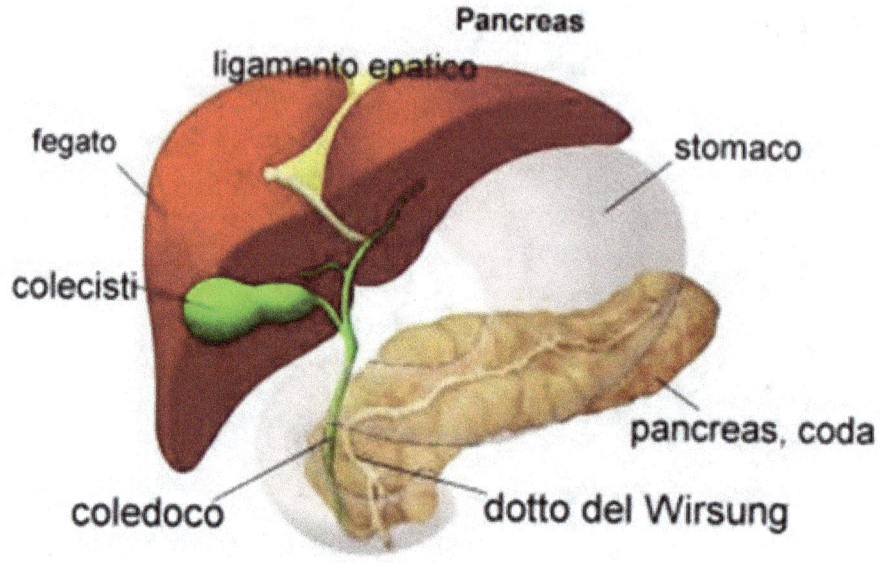

Il primo termine fa riferimento alla sua capacità di secernere nel circolo sanguigno gli ormoni che sintetizza, mentre la funzione esocrina consiste nella produzione di enzimi digestivi da immettere nel tubo digerente e precisamente nel Duodeno attraverso l'ampolla di Vater.

La secrezione endocrina del pancreas è svolta dalle isole del Langerhans, che ricoprono un ruolo di primo piano nel controllo del metabolismo degli zuccheri, dei grassi e delle proteine.

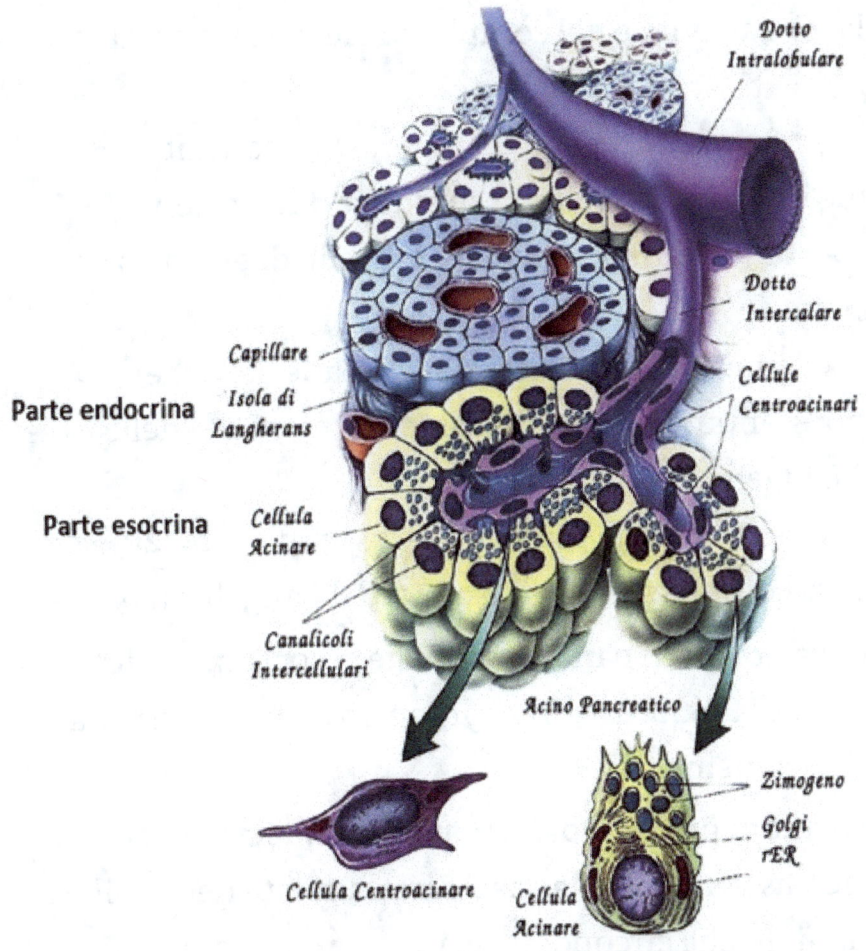

Gli **acini pancreatici** rappresentano invece le aree anatomiche deputate alla **secrezione esocrina**. Dopo aver percorso un albero di canali convergenti nei dotti pancreatico principale (**dotto di Wirsung**) e pancreatico accessorio (**dotto di Santorini**), gli enzimi vengono attivati da altre proteine per svolgere la loro azione chimica.

Gli enzimi digestivi del pancreas sono classificati in base

alla loro attività e nel complesso danno origine al **succo pancreatico**:

La **porzione endocrina del pancreas**, costituita dalle isole del Langehrans, produce due ormoni importantissimi per regolare il livello di glucosio nel sangue:

- **Insulina**: viene prodotta dalle cellule beta che rappresentano, quantitativamente, circa 3/4 delle isole del Langehrans;
- **Glucagone**: viene prodotto dalle cellule alfa (20% della massa complessiva degli isolotti del Langehrans).

A questi ormoni pancreatici se ne associa un terzo, chiamato **Somatostatina**, prodotto anche in altre parti dell'organismo.

Gli ormoni prodotti dalla porzione endocrina del pancreas vengono rilasciati direttamente nei capillari sanguigni che circondano le i**sole del Langehrans**.

Oltre a questi enzimi digestivi, il succo pancreatico è ricco di ioni bicarbonato fondamentali per tamponare l'acidità del **chimo** proveniente dallo stomaco e garantire un ambiente leggermente alcalino favorevole all'attività degli stessi enzimi digestivi.

FISIOLOGIA DELL'INTESTINO TENUE

Deputato alla **digestione** ed **assorbimento dei nutrienti**; svolge la funzione di **barriera selettiva** nei confronti delle diverse sostanze.

Lungo 7-8 metri, ma grazie alle pliche di Kenckring (dette anche pliche circolari o intestinali o **VALVOLE CONNIVENTI**), ai villi ed ai microvilli **si arriva ad una area totale di 200 mq** per poter assorbire in maniera adeguata le sostanze nutritive.

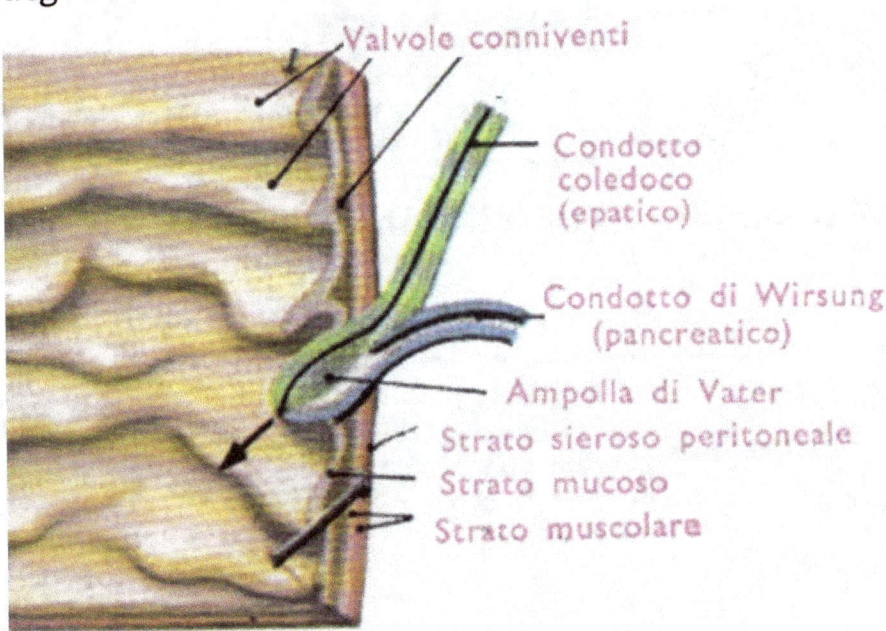

GABRIELE BURACCHI

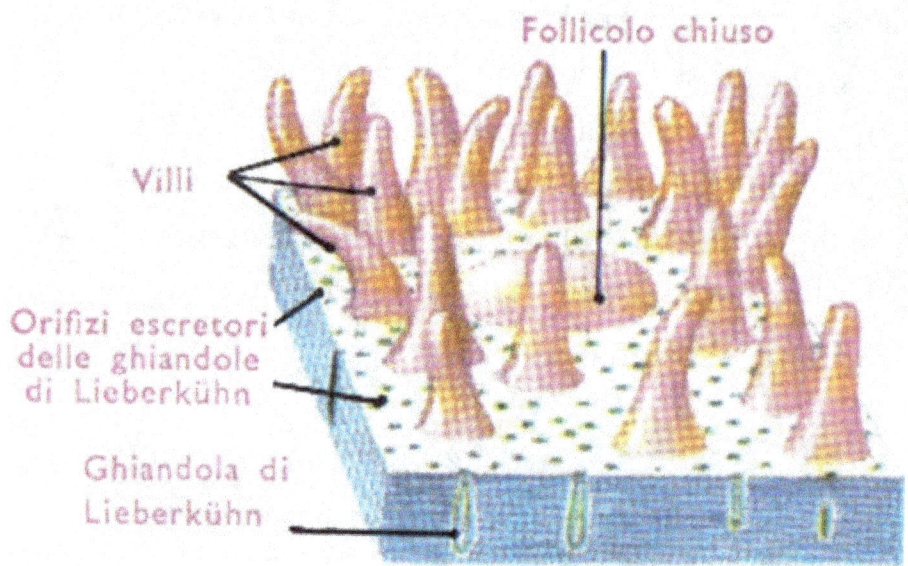

Particolare di un villo in sezione

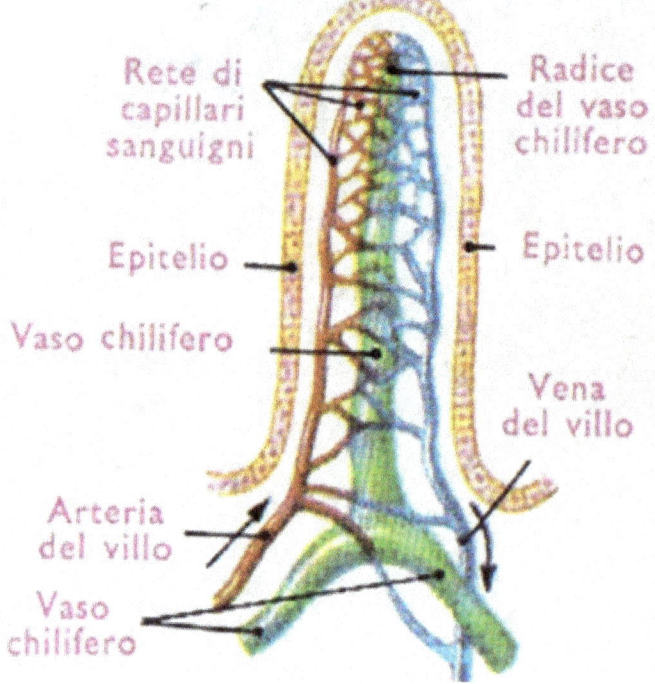

Il tessuto si caratterizza per un turnover cellulare abbastanza rapido, con cellule che nascono a partire dalle cripte per dirigersi verso l'apice dei villi e che infine vengono digerite dagli stessi enzimi endoluminali.

Infine la vascolarizzazione é garantita da numerose anastomosi fra le arteriole ed i capillari che originano dall'Arteria Mesenterica Superiore.

A difesa del tessuto sono presenti numerosi D-MALT e O-MALT, con la produzione inoltre di IgA (immunoglobuline) secretorie.

Le **cellule M** sono cellule dell'Intestino Tenue che rivestono gli O-MALT (nelle placche di Peyer), derivate dalla cellula staminale multipotente intestinale.

La cellula staminale locale si divide in FAE (Follicolar Associated Epithelial-cell), che poi genera a sua volta E-cells e M-cells.

La funzione delle **cellule M o M-cells** non è ancora stata completamente chiarita, ma sembra che possa legare alla superficie alcuni antigeni (di virus, batteri o altri antigeni liberi), presentandoli alle cellule immunitarie sottostanti.

INTESTINO CRASSO O COLON

Come abbiamo prima detto la funzione principale del

Colon è quella di far progredire il contenuto fino ad arrivare alla defecazione.

Questa attività procede grazie a due tipi di contrazioni: quelle **segmentarie**, movimenti anulari, costanti, capaci di provocare la frammentazione del contenuto colico

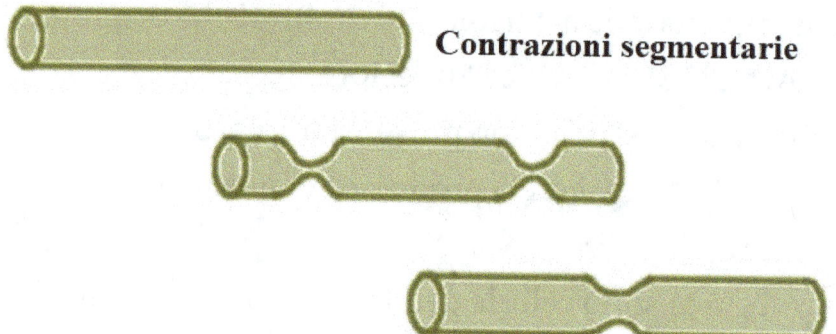

e quelle **propulsive** (**peristaltiche**), che compaiono ad intermittenza, spesso come un riflesso, per lo più dopo ingestione di cibo, finalizzate all'avanzamento del materiale precedentemente frammentato.

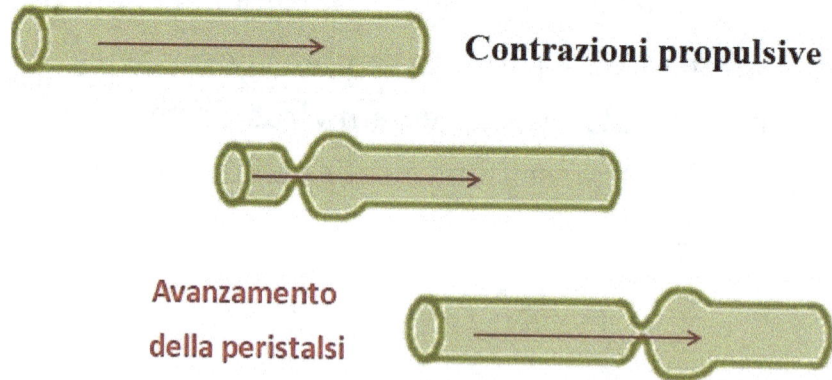

L'arrivo delle feci nel retto, distendendone le pareti,

<u>determina l'inizio del riflesso alla defecazione</u>, che comporta il passaggio delle feci nel canale anale e la loro eliminazione con l'evacuazione, tramite il controllo volontario della defecazione attuata dagli sfinteri

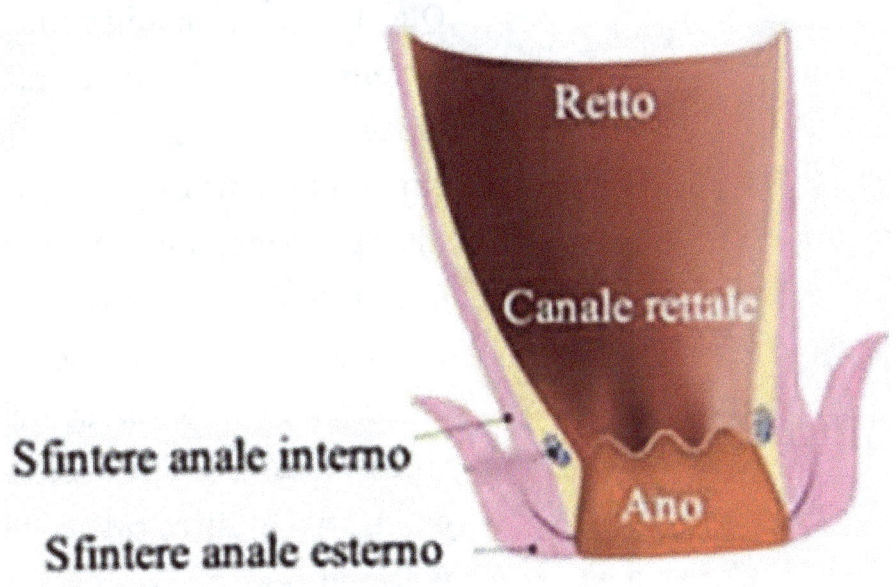

La defecazione è l'emissione delle feci fuori dall'organismo.

E' quindi un riflesso fisiologico innescato dalla distensione della porzione terminale del Colon, detta retto.

E' il risultato della peristalsi intestinale.

Come abbiamo detto il Colon è soggetto a 2 tipi di contrazione, quelle segmentarie che continuamente rimescolano il contenuto enterico, favorendo il riassorbimento dell'acqua e delle vitamine e acidi grassi prodotti dalla flora batterica intestinale e quelle propulsive, durante le quali un segmento importante di colon si restringe facendo nascere un movimento propulsivo verso valle.

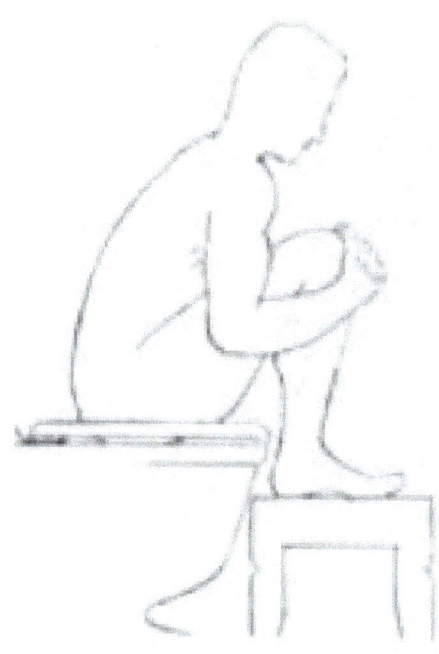

Queste contrazioni non avvengono di continuo come quelle di rimescolamento, ma insorgono mediamente tre o quattro volte al giorno.

La loro insorgenza è spesso associata alla comparsa del riflesso della defecazione che avviene, di norma, una volta al giorno, ma si considera ancora fisiologica una frequenza compresa tra una scarica ogni due giorni e tre scariche al giorno.

CAPITOLO 3. CENNI SUI NUTRIENTI. COMPOSIZIONE DEGLI ALIMENTI

Gli alimenti sono composti, parlando in modo molto approssimativo, da **Macronutienti** e da **Micronutrienti**. Sono Macronutrienti: **Carboidrati, Proteine e Grassi**- Sono Micronutrienti: **Vitamine, Sali minerali**, cui aggiungere Probiotici, Prebiotici etc.

CARBOIDRATI O GLICIDI O ZUCCHERI

Nella attuale cultura italiana, i Carboidrati sono pane e pasta, ma non dobbiamo dimenticare che lo sono anche la frutta e la verdura.
Scegliendo i Carboidrati ricordiamo che Frutta e Verdura sono i migliori a un punto di vista qualitativo e di effetti sull'organismo.
I Carboidrati, che possiamo anche chiamare zuccheri, si trovano quindi in tutti i farinacei come pane, pasta, riso, farro, patate, ma anche negli alcolici, nelle bibite gassate, nei dolci, oltre che come già detto, in frutta e verdura
I carboidrati rappresentano la nostra principale fonte energetica soprattutto durante l'attività fisica intensa.

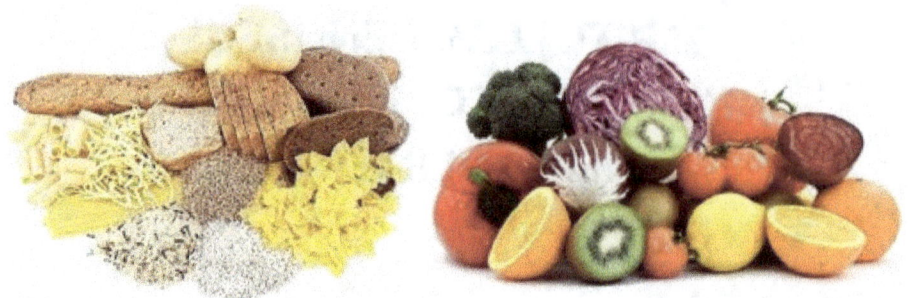

Hanno anche funzione plastica ed intervengono nella formazione di acidi nucleici e strutture nervose.

Tutti i carboidrati devono essere trasformati in **GLUCOSIO**.

Possono andare in contro a tre diversi processi metabolici:

1) utilizzati dalle cellule per produrre energia
2) immagazzinati nelle riserve epatiche e muscolari sotto forma di glicogeno
3) trasformati in grasso e depositati come tale, se le scorte di glicogeno sono sature

LIPIDI O GRASSI

ovvero:

Grassi animali = solidi a temperatura ambiente

Olii = liquidi a temperatura ambiente (generalmente)

In primo luogo è bene ricordare che:

NON TUTTE LE SOSTANZE GRASSE FANNO MALE! Anzi!!!

Una fonte importante di Grassi è costituito dalla Frutta secca oleaginosa, cioè Noci, Mandorle, Nocciole, Pistacchi etc, ottimi alimenti.

I grassi dei mammiferi terrestri, detti grassi saturi, possono essere realmente nocivi, ma molto peggiori sono i grassi idrogenati o Trans tipici delle margarine e di alcuni prodotti confezionati e di fast food.

Questi ultimi sono in realtà grassi artificiali prodotti industrialmente e molto pericolosi per la salute.

Sono invece ottimi ed assolutamente indispensabili i grassi **monoinsaturi** come l'olio extravergine di oliva. Importantissimi poi sono i grassi essenziali **polinsaturi** della serie Omega-3, in particolare **EPA** e **DHA** contenuti in alcuni frutti oleosi noci, nocciole, mandorle, pinoli e nell'olio di pesce che è ne è ricco.

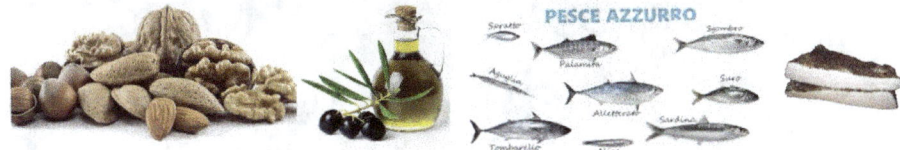

PROTEINE

Di solito quando si pensa alle Proteine, si pensa a carne, pesce, uova e latticini. In effetti le proteine in questi alimenti sono particolarmente abbondanti.

Esistono però alimenti di origine vegetale con un buon contenuto proteico, in particolare le Leguminose e specialmente soia e lupino

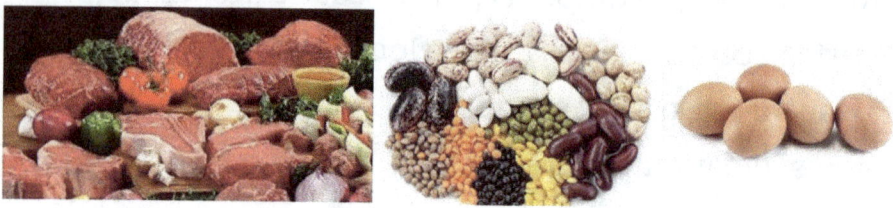

E' possibile ottenere un discreto apporto di Proteine con una corretta combinazione di **graminacee e leguminose**.

Questo è importante anche se non si è vegetariani o vegani, perché si può così ridurre il consumo di alimenti di origine animale, pur continuando ad ingerire la giusta dose di Proteine che dovrebbero costituire il **30%** circa del nostro apporto energetico.

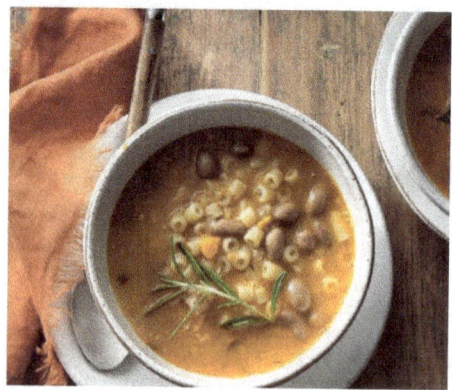

Le Proteine sono componenti essenziali delle membrane

cellulari, facilitano l'attività catalitica (enzimi), la contrazione muscolare e quindi il movimento, formano gli anticorpi, formano le strutture del corpo e conferiscono elasticità alla pelle, ai tendini, alle ossa. Tutte le Proteine conosciute sono costituite da 20 diversi Aminoacidi, 8 dei quali sono considerati essenziali perché non possono essere prodotti dal nostro organismo.

GLI AMINOACIDI

Alanine (Ala) Aminobutyric Acid (Abu) Arginine (Arg) Asparagine (Asn) Aspartic Acid (Asp)

Cysteine (Cys) Glutamic Acid (Glu) Glutamine (Gln) Glycine (Gly) Histidine (His)

Homocysteine (Hcy) Isoleucine (Ile) Leucine (Leu) Lysine (Lys) Methionine (Met)

Norleucine (Nle) Norvaline (Nva) Ornithine (Orn) Phenylalanine (Phe) Proline (Pro)

Serine (Ser) Threonine (Thr) Tryptophan (Trp) Tyrosine (Tyr) Valine (Val)

CAPITOLO 4. PSICOBIOLOGIA DEI COMPORTAMENTI ALIMENTARI

Perchè mangiamo?

Nell'arco del tempo si sono succedute molte teorie in proposito, ognuna delle quali contiene probabilmente una parte di verità.

Analizziamole nell'ordine in cui si sono sviluppate.

Gli **STUDI SU FAME E SAZIETÀ** sono iniziati ni primi del '900 e si sono succedute 3 fasi interpretative che cos' possiamo riassumere:

- L'ASPETTO MECCANICO

- LA TEORIA DEL TERMOSTATO

- LE PROPRIETÀ INCENTIVANTI DEL CIBO

1) L'ASPETTO MECCANICO

I PRIMI STUDI CONCENTRATI NELLA PRIMA PARTE DELL'APPARATO DIGERENTE RISALGONO AL 1912.

CANNON ED WASHBURN, tramite una apparecchiatura di loro invenzione

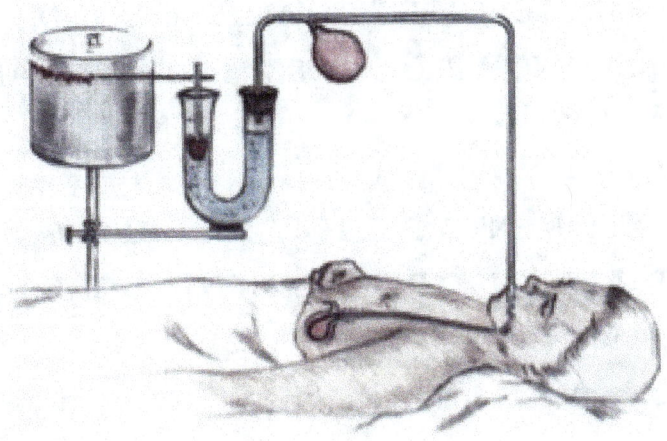

congiuntamente all'osservazione di un paziente con una OCCLUSIONE ESOFAGEA, evidenziarono due diversi tipi di contrazioni gastriche:

- **BREVI E VELOCI, DETTE CONTRAZIONI PERISTALTICHE**

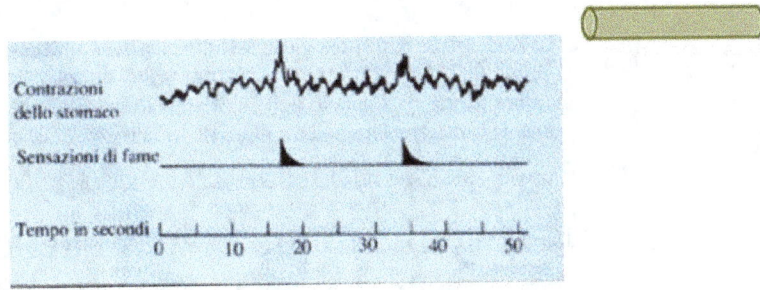

- **PIÙ AMPIE E LENTE, TIPICHE DELLA FAME.**

QUESTA NON FU PERÒ LA SOLUZIONE DEL PROBLEMA.

PAZIENTI CHE ERANO ANDATI INCONTRO A GASTRECTOMIA ED AVEVANO QUINDI L'ESOFAGO

DIRETTAMENTE COLLEGATO ALL'INTESTINO, CONTINUAVANO A PROVARE SENSAZIONI DI FAME O SAZIETÀ.

IN UN ESPERIMENTO DEL 1947, **SI RIDUCEVA IL VALORE NUTRITIVO DELL'ALIMENTAZIONE.**
Aggiungendo crusca alla solita dieta, i ratti all'inizio mangiavano come al solito, ma imparavano rapidamente ad aumentare la quantità di cibo ingerito per far fronte al ridotto apporto energetico.

Se, però, il valore nutritivo della dieta veniva ridotto di oltre il 50%, l'aumento quantitativo non compensava la riduzione calorica ed i topi dimagrivano.

QUESTO CI INSEGNA CHE ....

1) I RATTI POSSIEDONO MECCANISMI CHE PERMETTONO LORO DI INDIVIDUARE VARIAZIONI NEL VALORE NUTRITIVO DELLA DIETA.
2) LA DISTENSIONE DELLE PARETI DELLO STOMACO, ALMENO OLTRE UN CERTO LIMITE, HA EFFETTO INIBITORE SULL'APPORTO CALORICO.
Effettivamente studi anche recenti sembrano dimostrare un qualche ruolo dello stomaco e del tratto digerente

nella regolazione del comportamento alimentare.

SI E' INFATTI VISTO CHE:

1) Introducendo piccole quantità di cibo nel duodeno, cessa il fenomeno della falsa alimentazione (vedi successivamente)

2) l'accumulo di cibo nello stomaco produce sazietà anche se si impedisce il passaggio nell'intestino con un laccio a livello dello sfintere pilorico

non solo....

KOOPMANS (1981), trapianta ad alcuni ratti uno stomaco ed un segmento di intestino.

Anastomizza vene ed arterie del segmento trapiantato con le corrispondenti, accorgendosi che, nonostante l'ovvia assenza di connessioni nervose tra il tratto trapiantato ed il SNC., alimentando i ratti solo nel nuovo apparato digerente, anche impedendo il passaggio del cibo nell'intestino tenue originale tramite occlusione a livello pilorico, questi riducevano l'ingestione di cibo per la via "normale" proporzionalmente al cibo introdotto nella via "alternativa"

Si avvalora così l'ipotesi che…….

esistono segnali di sazietà provenienti dai segmenti trapiantati che vengono trasmessi per via ematica

E' stato dimostrato che l'iniezione di 3 diversi ormoni peptidici:

COLECISTOCHININA o CCK

BOMBESINA

SOMATOSTATINA

INIBISCE L'ASSUNZIONE DI CIBO.
LA **COLECISTOCHININA** È STATO L'ORMONE PIÙ STUDIATO.
Dato che non supera la barriera emato encefalica, si è pensato ad una sua azione periferica.

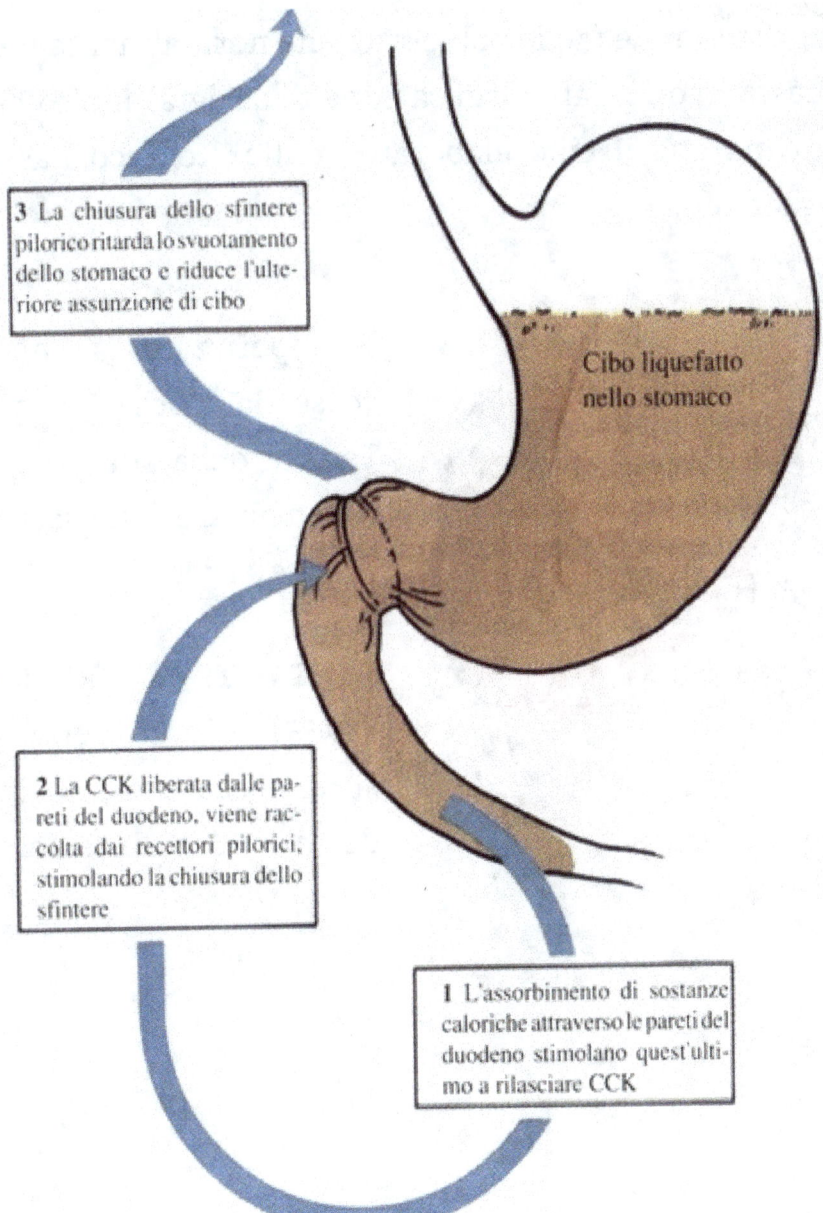

In questo schema di Mchugh e Moran (1985) la **CCK** viene rilasciata dal duodeno in funzione delle calorie ingerite.

E' comunque facile obbiettare che normalmente il pasto cessa (con relativa sensazione di sazietà) molto tempo prima che il cibo elaborato dallo stomaco passi nel duodeno.

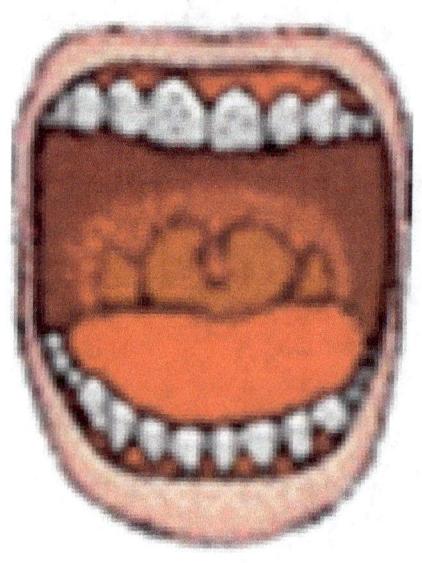

Fu ipotizzato anche che fosse la bocca, e quindi l'entità della sua attività, a determinare le sensazioni di fame e sazietà.

JANOWITZ E GROSSMAN (1949) si concentrarono sulla bocca con uno studio detto di falsa alimentazione.

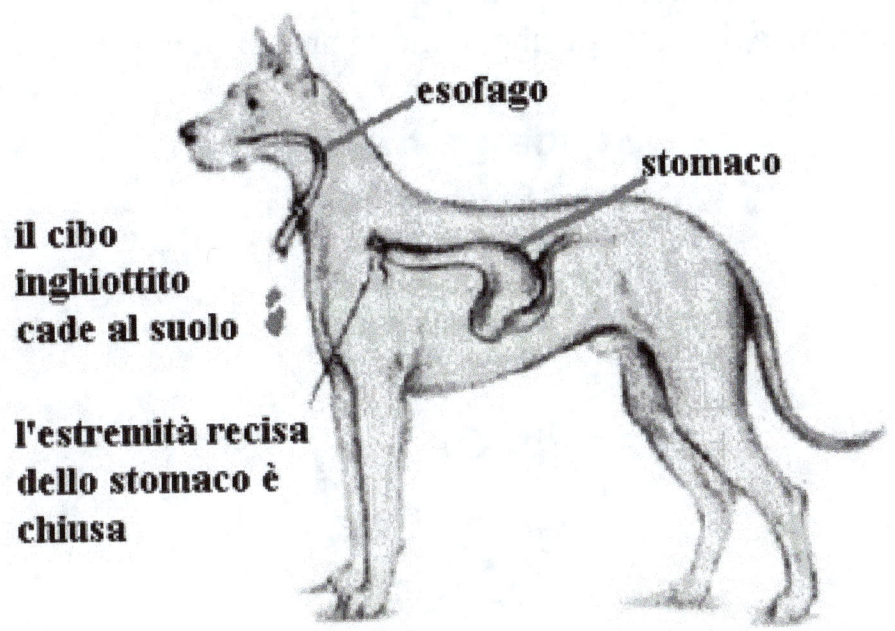

Tutto il cibo consumato da un cane veniva deviato all'esterno, così che niente arrivava allo stomaco.
Il cane continuava ad alimentarsi per ore.
I segnali provenienti dalla bocca, da soli, non hanno grande importanza nel determinare le sensazioni di fame e sazietà.

STUDIO DI EPSTEIN E TEITELBAUM -1962- Su nutrizione intragastrica.

I ratti venivano nutriti direttamente nello stomaco tramite una fistola naso faringea, eliminando cosi' ogni influenza della bocca. Se il contenuto energetico del cibo veniva ridotto per diluizione, i ratti si somministravano una maggior dose di cibo in modo proporzionale.

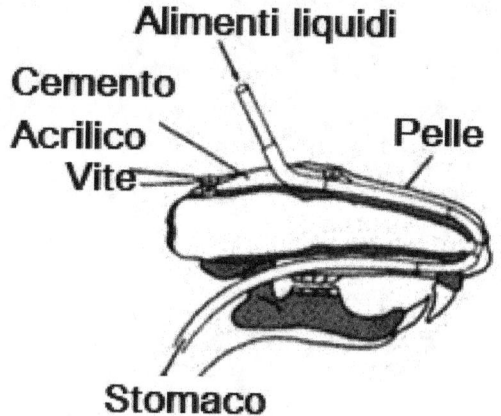

Sonda gastrica nasofaringea

Alimenti liquidi
Cemento
Acrilico
Vite
Pelle
Stomaco

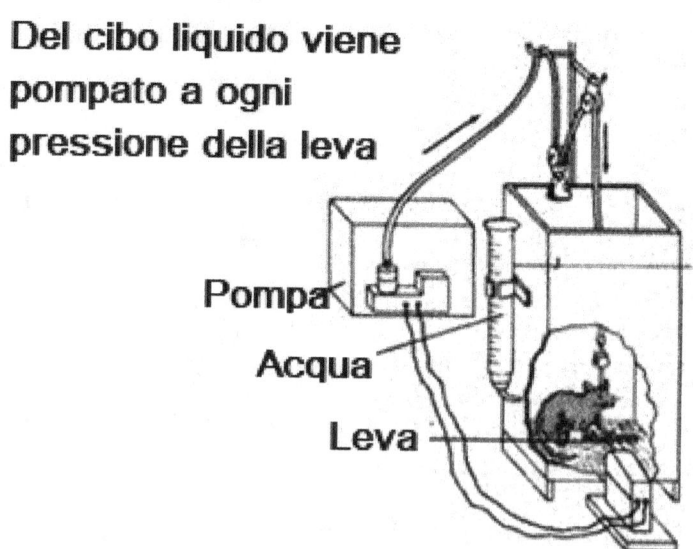

Alimentazione intragastrica

Del cibo liquido viene pompato a ogni pressione della leva

Pompa
Acqua
Leva

Questi ultimi due esperimenti sembrano dimostrare che la bocca non è particolarmente importante nel mantenere l'equilibrio alimentare, facendoci ritornare a pensare, come Cannon, ad un ruolo fondamentale dello stomaco.

Dobbiamo però considerare:

1) Osservazioni su animali cui erano state resecate le connessioni nervose tra apparato digerente e snc, ma che continuavano ad alimentarsi in maniera quasi normale.

2) Pazienti che avevano subito l'asportazione chirurgica dello stomaco con la connessione dell' esofago direttamente al duodeno, continuavano ad avere sensazioni di fame e sazietà.

La conclusione cui giunsero gli studiosi fu che le informazioni dovevano arrivare al cervello in altro modo, cioè attraverso il sangue.

Gli studi sull'origine della fame si concentrarono quindi, negli anni '50 e '60, sulle due più importanti fonti di calorie: **GLUCIDI E LIPIDI**.

Ne derivarono due teorie entrambe definite come teorie del valore critico (o teorie del termostato), perche' la regolazione delle sensazioni di fame/sazietà e quindi dei comportamenti di inizio e fine alimentazione, avverrebbero grazie all'oscillazione attorno ad un valore critico:

quello della glicemia che spiega la regolazione a breve termine quello della massa grassa che spiega la regolazione a lungo termine.

Gli animali tendono a regolare la loro alimentazione in modo da mantenere un peso

corporeo stabile a partire da 1:

curva b. animali mantenuti a dieta normale

curva a. animali mantenuti ad alimentazione forzata

curva c. animali mantenuti a dieta ipocalorica

A partire da 2 tutti gli animali sono riportati ad una alimentazione normale e libera. Rapidamente tutti ritornano al peso normale

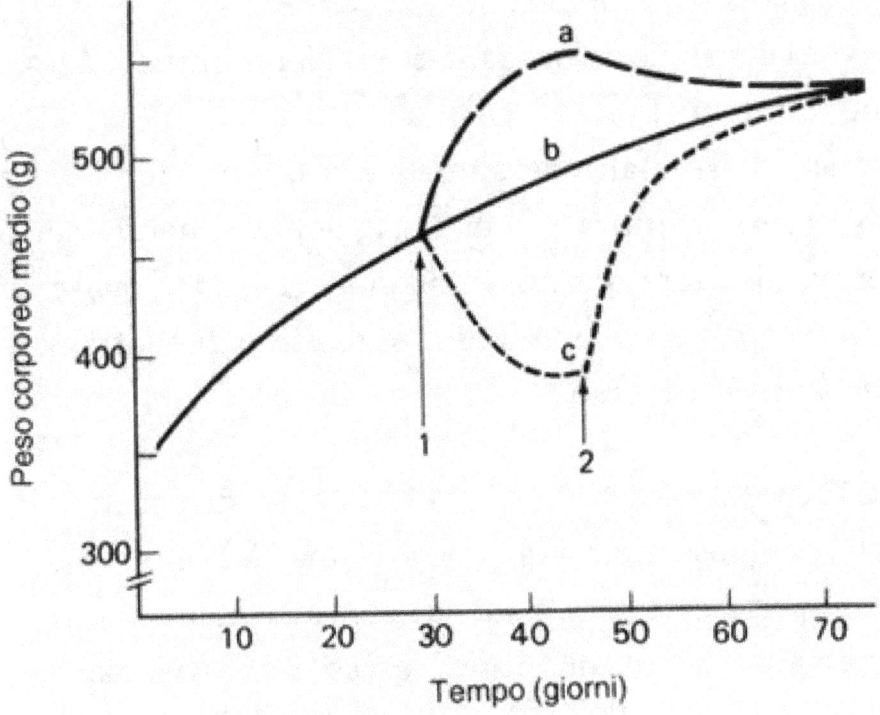

La TEORIA GLUCOSTATICA ci dice che:

Quando la glicemia (livello di glucosio nel sangue) scende sotto un livello predeterminato, si innesca la sensazione di fame, subentra la sazietà quando sale al disopra.

La TEORIA LIPOSTATICA ci dice che:

Nella maggior parte della popolazione il totale della massa grassa del corpo rimane costante per lunghi periodi di vita. Tutti hanno il loro valore critico di grasso corporeo, almeno in parte collegato ad eredità genetica. Questo è spiegato anche dal fatto che gli animali con poco grasso corporeo sono " **risparmiatori di energia**" ovvero consumano in maniera efficiente tutta l'energia che assumono.

Invece gli animali che aumentano di peso tendono a disperdere quantità sempre maggiori di energia sotto forma di calore questo fenomeno è detto ***termogenesi alimentare*** è un tentativo dell'organismo di contrastare altri aumenti di peso.

ROTHWELL E STOCK . 1979,1982 La dispersione di calore a riposo in ratti resi obesi da una dieta molto varia, era superiore del 45% a quella dei ratti di controllo i ratti obesi avevano una quantità di grasso bruno doppia rispetto ai controlli.

Il grasso bruno o tessuto adiposo marrone è un tessuto sviluppato tardi nel corso dell'evoluzione in parallelo allo sviluppo dell'omeotermia nei neonati arriva a costituire il 5% del peso corporeo diminuisce con l'età.

Il freddo porta ad una stimolazione simpatica del grasso bruno grazie al legame della noradrenalina con i recettori beta-adrenergici.

Come avviene nel tessuto adiposo bianco la stimolazione simpatica promuove l'idrolisi dei trigliceridi, con rilascio di acidi grassi e glicerolo.

Nel tessuto adiposo marrone, però, la maggior parte

degli acidi grassi viene immediatamente ossidata nei mitocondri con produzione di una grossa quantità di calore.

Questo tipo di grasso sembra avere un ruolo non secondario anche nel controllo del peso corporeo, tanto che la produzione di calore tramite questo meccanismo sarebbe uno dei fattori implicati nell'eventuale *sviluppo dell'obesità*.

E' stato verificato che topi transgenici con ablazione genetica di grasso marrone sviluppavano obesità in assenza di sovralimentazione.

Che importanza ha il grasso corporeo nella regolazione della fame?

La fame può essere suscitata con delle iniezione di metilpalmossirato e mercaptoacetato., due farmaci che privano le cellule della capacità di metabolizzare gli acidi grassi

Questo causa lipoprivazione ovvero un impoverimento lipidico delle cellule e la conseguenza è la sensazione di fame.

Agli inizi degli anni 40 si scopre che lesioni bilaterali dell'ipotalamo ventromediale (IVM) inducevano nei ratti iperfagia con conseguente obesità.

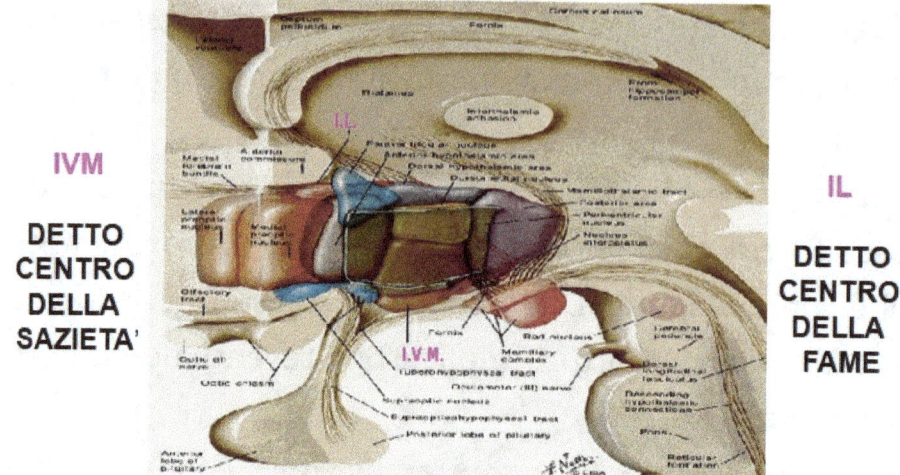

Dieci anni dopo si scopre che lesioni nella regione laterale dell'ipotalamo (IL) portavano ad una completa SOSPENSIONE DELL'ALIMENTAZIONE.

ANAND e BROBECK, 1951: lesioni dell' **I.L.** producono *afagia*, anche in ratti resi iperfagici per precedente lesione dell' **I.V.M.**

L'afagia si accompagna sempre ad *adipsia,* però…….
con lo studio di **TEITELBAUM ed EPSTEIN, 1962**
veniamo a sapere che gli stessi si riprendono da afagia ed adipsia se mantenuti in vita con nutrizione parenterale. Dopo alcuni giorni riescono a mangiare cibi umidi ed appetibili ed infine si riadattano alla normale dieta di laboratorio

**COMBINANDO INSIEME LE DUE TEORIE
GLUCO E LIPOSTATICA ED I 2 CENTRI IVM ED IL**

FINO AGLI ANNI '70 VENNE ACCETTATA LA TEORIA DEI DUE CENTRI E DEI DUE VALORI DI RIFERIMENTO CHE PUÒ ESSERE COSÌ SCHEMATIZZATA:

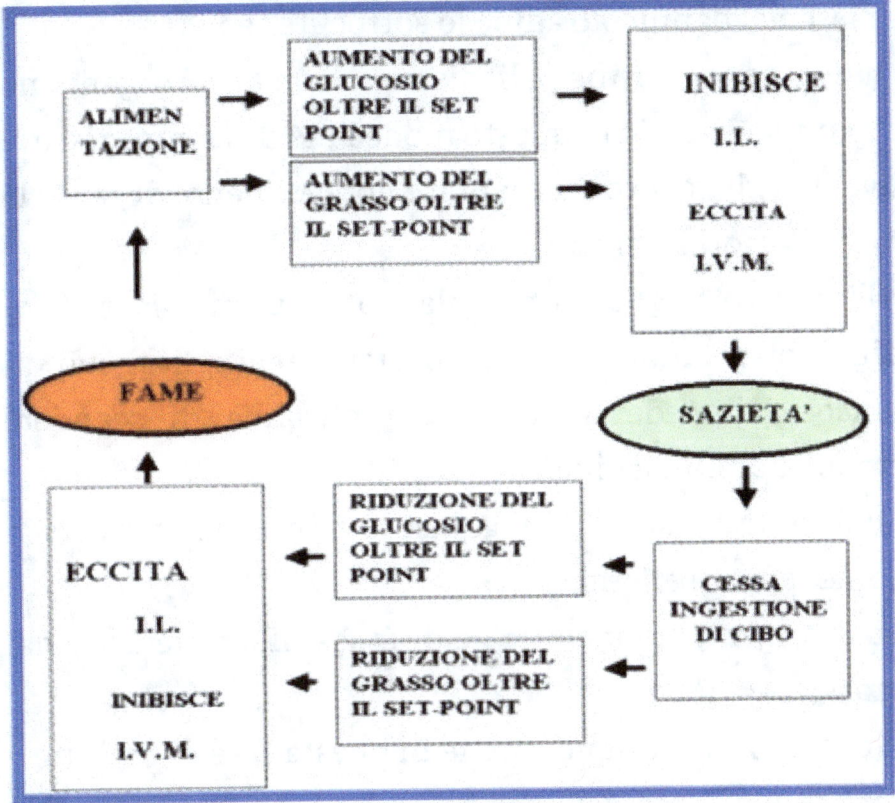

La teoria glucostatica ha ancora molti sostenitori, nonostante il fatto che i processi metabolici sono in grado di mantenere i livelli di glicemia relativamente costanti anche in presenza di grosse fluttuazioni.

Il metabolismo è in massima parte controllato dai due ormoni pancreatici: **insulina e glucagone**

L'insulina viene rilasciata durante la fase cefalica e di assorbimento e permette l'utilizzazione del glucosio o la sua conversione in glicogeno e grasso

Il glicogeno viene depositato nel fegato e nei muscoli, il grasso nel pannicolo adiposo sottocutaneo.

Questi sono i principali distretti con cui l'organismo accumula energia in questo modo l'insulina impedisce ai livelli di glucosio di aumentare notevolmente durante la fase di assorbimento.

All'opposto il glucagone, rilasciato durante la fase di digiuno, promuove la riconversione di glicogeno in glucosio impedendo cosi' alla glicemia di scendere troppo durante il digiuno.

Mancando l'insulina, l'organismo non utilizza glucosio come fonte di energia.

Così l'organismo utilizza acidi grassi liberi derivati dal grasso.

Il cervello, comunque, anche in questa fase di digiuno è capace di utilizzare glucosio a scopo energetico perché la maggior parte delle cellule del SNC non abbisognano di insulina per assorbire il glucosio.

Durante un digiuno molto prolungato, l' organismo cerca di impedire un eccessivo abbassamento della glicemia demolendo i propri tessuti per convertire gli aminoacidi in glucosio, processo detto **gluconeogenesi**.

allo stesso tempo il SNC trae energia dai chetoni prodotti dalla scissione del grasso.

Secondo Le Magnen (1981) nel ratto c'è una riduzione della glicemia prima dell'inizio del pasto, riduzione comunque non superiore al 6%.

Critica:
- secondo altri autori questa riduzione non è sempre verificabile.
- una correlazione non consente di stabilire un rapporto di causa-effetto.
- secondo alcuni autori, la riduzione di glicemia prima dell'inizio del pasto potrebbe essere l'effetto e non la causa della decisione di iniziare un pasto.
- altri autori hanno dimostrato un rapporto causale e non una semplice correlazione, tanto che, se ai primi segni del calo della glicemia veniva iniettato glucosio, i ratti di laboratorio posticipavano il pasto.

E' stato dimostrato che il corpo reagisce ad aumenti o riduzioni dell'apporto energetico, modificando l'efficienza con cui utilizza l'energia diete ipo o ipercaloriche producono all' inizio riduzioni o aumenti di peso consistenti, ma queste variazioni si riducono progressivamente di entità, come sa chiunque abbia fatto una dieta

però... *se la fame è davvero regolata solo dai valori critici di glucosio nel sangue e di grasso corporeo, grazie anche ai due centri ipotalamici della fame e della sazietà,* **perché basta pensare o vedere una foto di un piatto che ci piace per innescare la sensazione della fame ed addirittura riuscire ad attivare la salivazione (l'acquolina in bocca) ed i succhi gastrici pur se i valori del glucosio sono ancora oltre la soglia della fame?**

ed inoltre...**come è possibile che ci siano persone che continuano a mangiare quando il loro fabbisogno energetico è stato di gran lunga superato ?**
(vedi ad esempio il *disturbo da alimentazione incontrollata*) o riescano a non mangiare pur essendo gravemente denutrite ? (vedi ad esempio l'*anoressia*) ma anche: **perché una cattiva notizia può farci passare l'appetito ?**

e poi: **perche' capita di mangiare di piu' quando siamo in allegra compagnia?**

A partire dagli anni '70, si è cominciato a studiare l'alimentazione non solo sotto l'aspetto fisiologico, ma anche sotto l'aspetto psicologico o, per meglio dire, psicobiologico (o biopsicologico).

Oggi sappiamo che l'alimentazione è un fenomeno

PSICOBIOLOGICO

di questo si parla nel mio libro specifico

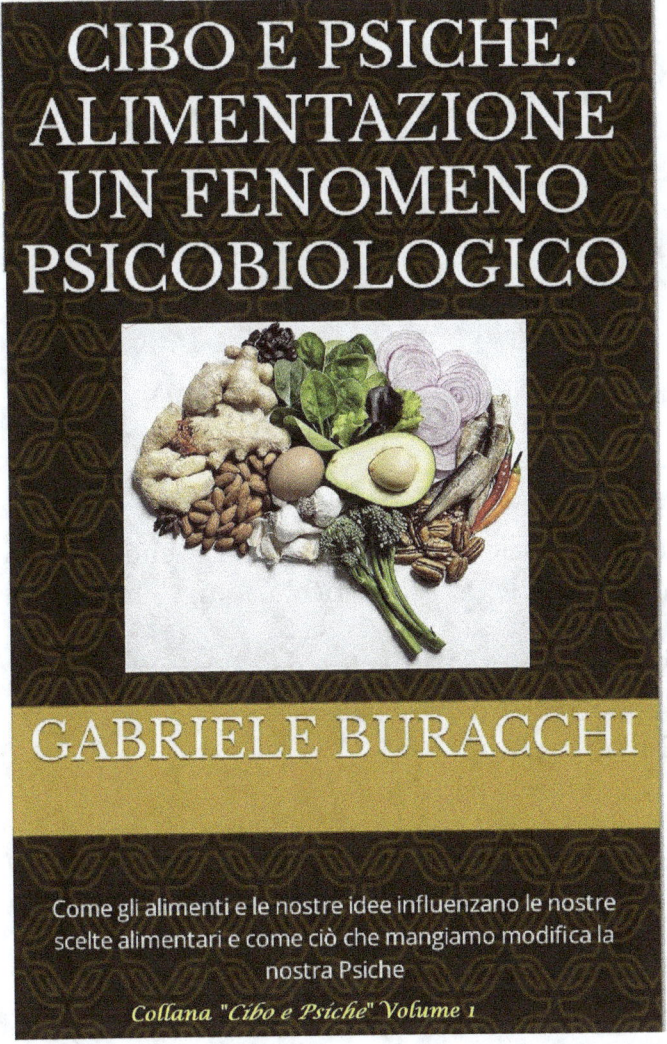

Per altri argomenti visita il mio sito

www.dietazonaonline.com

GABRIELE BURACCHI

Su Amazon puoi trovare altri mie libri su:

Alimentazione, Prostata, Stress etc

I volumi di questa collana

Volume 1
Conoscere il proprio corpo.: volume 1 Generalità, la Cellula, Apparati e Sistemi, le Ossa, le Articolazioni, i Muscoli

Volume 2
Cuore ed apparato cardiocircolatorio
Sistema linfatico e sangue
Apparato Respiratorio

Volume 3
Apparato digerente -anatomia
Apparato digerente -fisiologia
Psicobiologia dei comportamenti alimentari-cenni

Volume 4
Apparato urinario
Apparato genitale maschile
Apparato genitale femminile

Volume 5
Ghiandole endocrine ed ormoni
Gli organi di senso

Volume 6
Sistema nervoso-generalità
Sistema nervoso periferico
Sistema nervoso centrale

Volume 7
Conoscere il proprio corpo. Anatomia Umana vol 7: La Digestione (il processo completo, Termogenesi indotta dalla dieta- Indice e Carico Glicemico
Volume 8
Prostata .Istruzioni per l'uso

Volume 9
COMBATTERE STRESS ANSIA DEPRESSIONE: COME RICONOSCERLI COME EVITARLI COME SUPERARLI

mi puoi scrivere a :

g.buracchi@gmail.com

GABRIELE BURACCHI

Alcuni libri pubblicati su Amazon

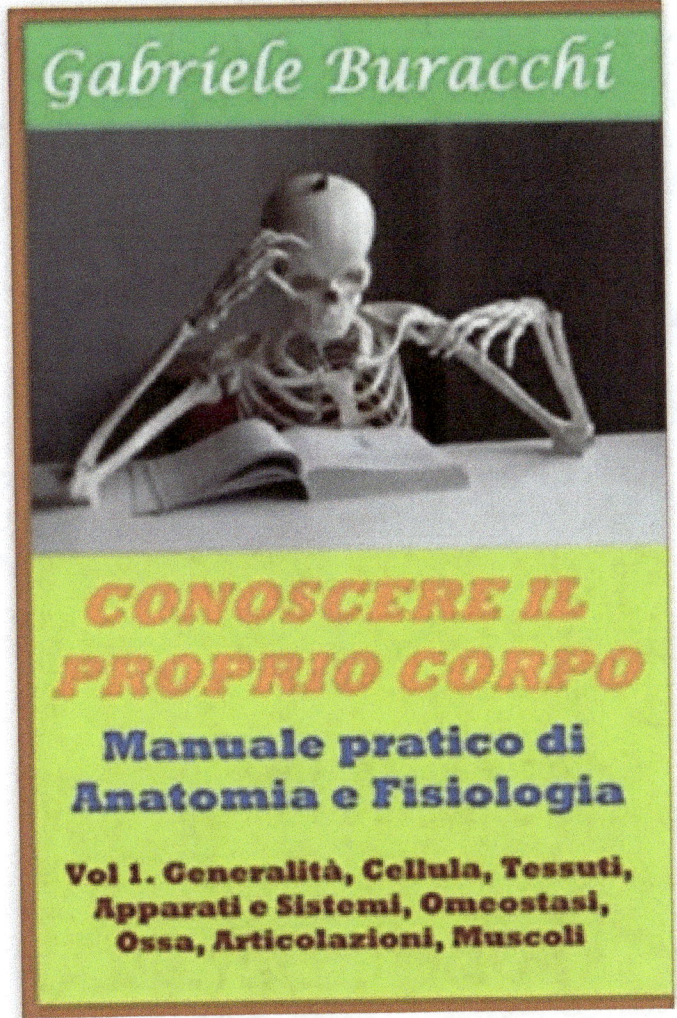

conoscere il proprio corpo volume 1

Te la dò io la dieta Zona !

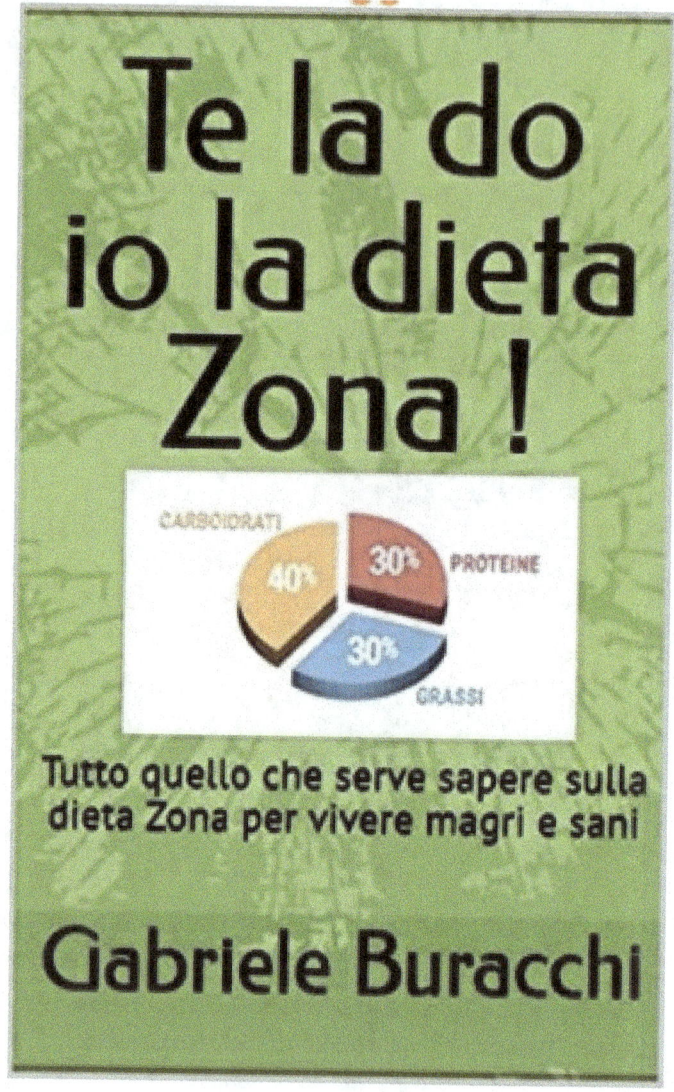

**Prostata
Istruzioni per l'uso!**

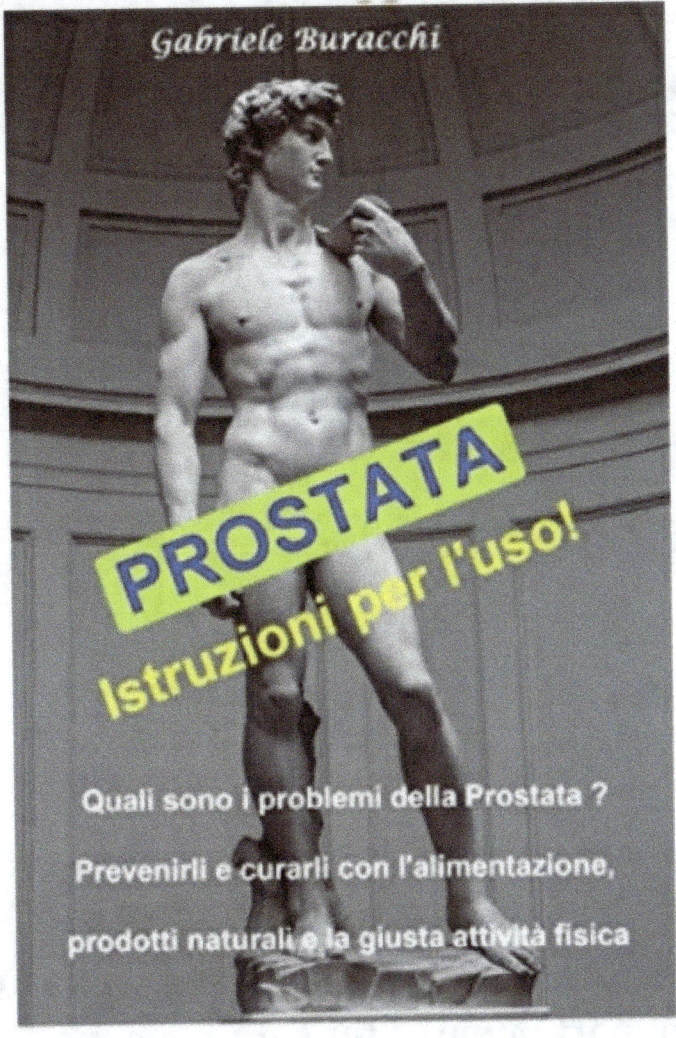

Panciosità: La corretta alimentazione per bambini e ragazzi, sui principi della dieta Zona. Contiene il calcolatore dell'Indice di Panciosità per difendersi dal cibo spazzatura

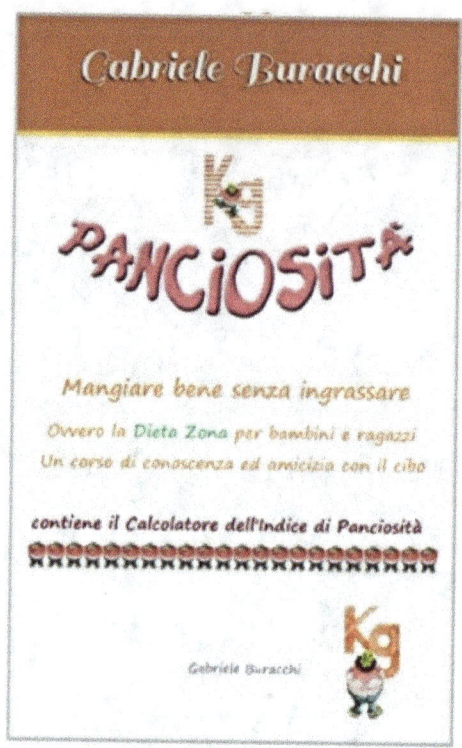

Mangiare bene per vivere in salute:
Il comportamento alimentare umano da un punto di vista nutrizionale e psicologico

CONOSCERE IL PROPRIO CORPO. ANATOMIA UMANA VOL 3

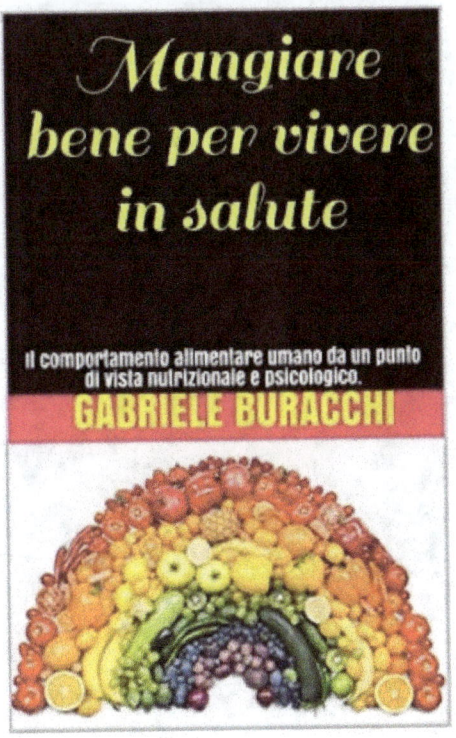

Una storia d' amore
(Romanzi e Narrativa Vol. 1)

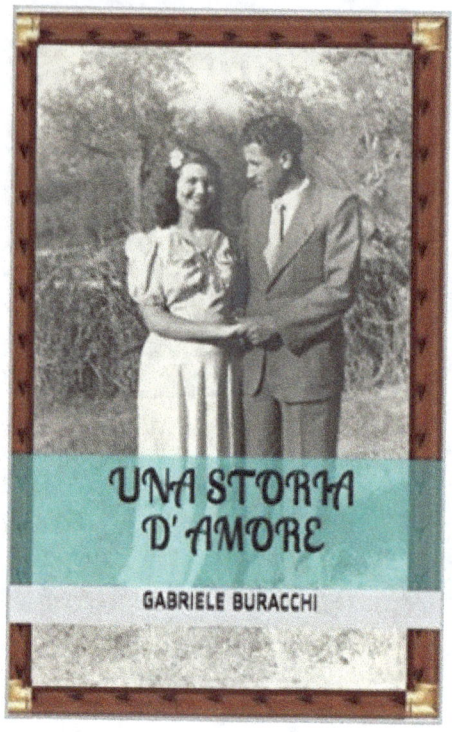

Trovi tutti i miei libri in 4 lingue

qui

https://www.amazon.it/s?

k=gabriele+buracchi

www.ingramcontent.com/pod-product-compliance
Lightning Source LLC
Chambersburg PA
CBHW070302220526

45465CB00004B/1707